Erich Visotschnig / Siegfried Schrotta

Das SK-Prinzip

oder

Wie man Konflikte ohne
Machtkämpfe löst

UEBERREUTER

ISBN 3-8000-7096-0

Covergestaltung: Bettina Dürrheim, www.arbeitsraum.at
Coverfoto: Getty Images

Druck: Druckerei Theiss GmbH, A-9431 St. Stefan i. L.
1 3 5 7 6 4 2

Ueberreuter im Internet: www.ueberreuter.at

INHALT

SCHWERE ENTSCHEIDUNG

Im Moment waren sie ratlos. Nach langer Zeit hatten sie wieder einmal etwas gemeinsam unternehmen wollen und waren deshalb auf einen Kurzbesuch ins benachbarte Ausland gefahren. Die große fremde Stadt gemeinsam erforschen – wie sehr hatten sie sich darauf gefreut. Aber jetzt, nach zwei Stunden Stadtrundfahrt, gehen plötzlich die Wünsche für das weitere Programm völlig auseinander.
Ganz unerwartet hat Vater entdeckt, dass hier die Bilder eines Künstlers gezeigt werden, die er schon lange im Original sehen wollte. Da er selbst in der Freizeit malt, möchte er unbedingt diese Ausstellung besuchen. Mutter ist zwar schon daran gewöhnt, ihrem Mann zuliebe in Ausstellungen zu gehen, doch sie ist eine große Tierliebhaberin und will auf keinen Fall nach Hause fahren, ohne den berühmten Tiergarten dieser Stadt gesehen zu haben. Die Tochter ist modebegeistert wie ihre Freundinnen und möchte gerne durch die große Einkaufsstraße bummeln, um zuhause mit den neuesten Modekenntnissen glänzen zu können. Und für den Sohn kommt nur der Vergnügungspark in Frage, sonst ist er sauer.
Die Kürze des Aufenthaltes und vor allem die fehlenden Orts- und Sprachkenntnisse zwingen die Familie dazu, zusammen zu bleiben und sich auf eine einzige gemeinsame Aktion zu einigen. Das hatten sie schon vor der Reise vereinbart.

Wer kennt sie nicht, diese oder ähnliche Situationen? Wir, die Autoren, sind wahrscheinlich nicht die Einzigen, die daran schon gescheitert sind und zugeben mussten, dass auf dem Verhandlungsweg eine gütliche Einigung nicht erreichbar war. So harmlos die Wünsche der Beteiligten scheinen mögen, können sie doch in der Familie eine Menge Konfliktstoff freisetzen. Vor allem, wenn dadurch persönliche Spannungen verstärkt werden, wie sie in Familien manchmal vorkommen.
Vater hat aus ähnlichen Situationen schon gelernt: Er wird kein »Machtwort« sprechen. Er weiß auch, dass es keinen Sinn hätte, sich mit seiner Frau zu einigen, weil ihr gemeinsamer Vorschlag von den Kindern als »stinklangweilig« abgelehnt werden würde – die gute Laune der Kinder wäre sofort dahin. Da diese außerdem eifersüchtig darüber wachen, dass keines von ihnen bevorzugt wird, kann auch keiner ihrer Wünsche von

den Eltern erfüllt werden, ohne beim anderen Protestgeheul auszulösen: »Immer gegen mich! Ihr seid so ungerecht!« Dass die Kinder sich ohne elterliches Zutun auf eine gemeinsame Unternehmung einigen, ist auf Grund ihrer völlig unterschiedlichen Interessen und der gegenseitigen Rivalität nicht zu erwarten. Aus demselben Grund würden auch weitere Verhandlungen zu keinem Ergebnis führen. Was tun?

In dieser Familie geht es sonst recht liberal und demokratisch zu. Weder Vater noch Mutter sind autoritär. Aber gerade das ist das Problem! Auf »demokratischem Weg« scheint der Interessenkonflikt nämlich unlösbar. Denn eine demokratische Abstimmung verspricht in diesem Fall kein Ergebnis, weil jeder seinen eigenen Vorschlag für wünschenswert halten und daher für diesen stimmen würde. Es käme keine Mehrheit zustande, deren Wünsche dann ausschlaggebend wären.

Die Eltern könnten natürlich das Problem bei der Abstimmung lösen, indem sie ihre eigenen Wünsche zurückstellen und für einen der Kindervorschläge stimmen. Doch die Kinder würden, wie schon erwähnt, eifersüchtig darüber wachen, wen die Eltern bevorzugen. Die Reise würde in denkbar schlechter Laune zu Ende gehen und auch entsprechend schlecht in Erinnerung bleiben. Die Familienbande, die man eigentlich pflegen wollte, wären belastet.

Mutter versucht nun durch Diplomatie zu retten, was zu retten ist. Sie sucht nach Alternativen, die bei beiden Kindern Begeisterung auslösen könnten. Doch selbst das Planetarium hat nicht die nötige Zugkraft, das Modeinteresse ihrer Tochter und die Abenteuerlust ihres Sohnes zu übertreffen. Das macht den Widerstreit der Motive nur noch unauflösbarer.

Ähnliche Situationen kommen in Familien immer wieder vor. Bis heute sind im gesellschaftlichen Alltag keine Methoden üblich, die konfliktträchtige Situationen dieser Art so auflösen, dass bei keinem Beteiligten der Eindruck entsteht, sein Gesicht verloren zu haben.

Die Familie in unserem Beispiel aber hat das Problem gelöst! Und zwar nicht nur für den betrachteten Spezialfall! Wie ihr das gelungen ist, wie es ihr und *auch Ihnen* in Zukunft möglich sein wird, *derartige Interessenkonflikte ohne innere Spannungen zu meistern, sie harmonisch aufzulösen und dabei die Stimmung und das Miteinander in Familie und Lebensumgebung sogar noch zu heben,* davon handelt dieses Buch.

Das Buch beschreibt eine neuartige Methode zur machtfreien Lösung von Konflikten in der Familie, aber auch in beliebig großen Gruppen des gesellschaftlichen Lebens bis hinauf zu den Ebenen nationaler und internationaler Politik.

I. Teil

Machtfreie Konfliktlösung

DIE MACHT UND IHRE NOTWENDIGKEIT

Ungelöste Konflikte führen nicht selten in die Katastrophe oder vergiften das Klima dauerhaft. Das gilt auf allen Ebenen menschlichen Zusammenlebens: Zwischenmenschliche Konflikte zerstören Beziehungen, innenpolitische Konflikte erschweren notwendige Maßnahmen im Staat und internationale Konflikte gefährden den Weltfrieden.

Unsere konfliktreiche Welt produziert gleichzeitig einen technologischen Fortschritt, der in den letzten Jahrzehnten ein atemberaubendes Tempo angenommen hat. Die menschliche Gesellschaft eilt mit zunehmender Beschleunigung in nicht umkehrbaren Entwicklungen dahin. Demgegenüber fällt die Trägheit politischer Strukturen auf, deren schwerfällige Machtrituale und ihr ungenügendes Reagieren auf global wachsende Probleme. Hinzu kommt das Vernichtungspotenzial, das in immer größerem Ausmaß dem Einzelnen zugänglich wird, gepaart mit der Gewaltbereitschaft derer, die sich in Konflikten unterdrückt fühlen. Diese explosive Mischung scheint in der Lage, die überlieferten politischen Machtstrukturen zu destabilisieren und damit den Fortbestand der Rechtsstaaten zu gefährden.

Der lange Weg der Menschheit vom Faustrecht bis zum geregelten Leben in einer zivilisierten, sicheren und menschenfreundlichen Gesellschaft ist noch lange nicht zu Ende. Nicht nur, weil die Völker auf diesem Weg verschieden weit fortgeschritten sind, sondern vor allem deshalb, weil auch in der Demokratie die grundsätzlichen Probleme des Umgangs mit Konflikten und deren Wechselwirkungen mit Machtverhältnissen nicht ausreichend beachtet werden. Die Konflikt erzeugende Wirkung des Machtgebrauchs beeinflusst das politische und tägliche Leben noch immer viel zu sehr.

Zur näheren Begriffsbestimmung betrachten wir als Einstieg ein Finanzamt. Wir wollen damit eine grundsätzliche Unterscheidung klar machen, an die wir uns im Weiteren halten wollen. Das Finanzamt hat keine Herrschaftsmacht. Es kann nicht willkürlich Macht ausüben, sondern ist verantwortlich dafür, dass das Steueraufkommen den Gesetzen entsprechend sichergestellt wird. Für die Bestrafung von Steuersündern ist es durch die Vollmacht befugt, beschlossene Gesetze zu vollziehen, es hat aber keine eigenständige Machtvollkommenheit.

Am Beispiel des Finanzamts erkennen wir, wie notwendig es ist, zwischen »Macht« und »Befugnis« genau zu unterscheiden. Beide ermöglichen das Durchsetzen gewisser Maßnahmen, von denen andere betroffen sind. Ein wesentliches Merkmal von »Macht« aber ist, dass diejenigen, die über Macht verfügen, weit gehend nach freiem Willen über andere entscheiden können. Im Gegensatz dazu darf »Befugnis« nur nach sehr genauen Vorgaben ausgeübt werden. Im realen Leben besteht ein fließender Übergang zwischen den beiden Möglichkeiten, auf eine genaue Unterscheidung wird nur wenig geachtet.
Damit verlassen wir bereits wieder das von vielen ungeliebte Finanzamt. Fälle von klar definierter Befugnis wollen wir im Weiteren nämlich nicht betrachten, da Befugnisse genau abgegrenzte Formen geregelter Machtausübung darstellen, also bereits »gezähmte« Macht sind.

Stattdessen behandeln wir den Konflikt, der entsteht, wenn es gilt, Maßnahmen zu beschließen oder Entscheidungen zu treffen, von denen mehrere Personen oder ganze Gruppen betroffen sind und A nicht mag, was B will, B nicht mag, was C will, C und D wiederum etwas ganz anderes wollen usw. Falls in der Gesellschaft, in der A, B, C und D leben, keine tauglichen Verfahren zur Lösung dieser Situation vorgesehen sind, haben die Beteiligten *wirklich* ein Problem! Dann können sie nur so lange miteinander streiten, bis sich die Stärksten oder Ausdauerndsten durchsetzen. Oder sie verzichten ganz darauf, einen Beschluss zu fassen – wogegen allerdings ein vielleicht auch betroffener E heftig protestieren könnte. Dadurch aber haben sie das Problem schon wieder! Es ist hartnäckig und bleibt beinahe allgegenwärtig bestehen.
Auch wenn unser Beispiel mit den Beteiligten A bis E nicht gerade die große Dramatik ausstrahlt – die aber in der Realität mit aller Wucht und Härte auftreten kann –, so müssen wir doch feststellen, dass Konflikte dieser Art zu den eingangs erwähnten weltweiten Problemen führen, deren Lösung so dringend notwendig ist. Das ist auch der Grund, warum wir dieses grundsätzliche Problem von allen Seiten betrachten wollen. Wir werden es in den verschiedensten Größenordnungen ansehen, werden es drehen und wenden und aus verschiedenen Blickwinkeln beleuchten.
Um es zu lösen, untersuchen wir zunächst die politischen Machtverhältnisse im Staat. Da sie öffentlich sind, können wir dort der Lösung allgemein verständlich näher kommen. Denn dort meint man seit Jahrtausenden, das Problem sei gelöst, indem man politische Entscheidungsmacht an genau definierte Einzelpersonen oder Personengruppen vergibt. Diese

Entscheidungsträger werden, je nach Staatsform und Entscheidungsebene, auf verschiedene Weise bestimmt – sei es durch Erbfolge an der Spitze einer Monarchie, durch freie Wahlen in der Demokratie oder welche Mischformen auch immer. *Letztlich ist in jeder Staatsform festgelegt, wer die politischen Entscheidungen trifft, wer es also ist, dessen Vorstellungen schließlich verwirklicht werden müssen. Irgendwann muss feststehen, wer das Sagen hat, wer den Ausschlag gibt, wer die Entscheidungsmacht hat. Das scheint einleuchtend, logisch, unabänderlich.*

Und dennoch ist es nur eine Denkfalle!

Eine Falle deshalb, weil sie nur *scheinbar* keine anderen Lösungen zulässt. Es ist die Denkfalle des Glaubens an die Macht und deren Notwendigkeit. Sie ist uralt.
So hat schon Aristoteles die zu seiner Zeit möglichen Staatsformen in Königtum, Aristokratie, Politie (Mischung von Oligarchie und Demokratie), Demokratie und Tyrannis eingeteilt. Wir erkennen das Prinzip:
• Alle Macht liegt letztlich in einer Hand (Monarchie, Tyrannis)
• Die Macht liegt in den Händen einer elitären Gruppe (Aristokratie, Oligarchie)
• Die Macht geht vom Volk aus (Demokratie)

Wenn man diese Einteilung als Antwort auf die Frage »Wer hat die oberste Macht im Staat?« – oder anders ausgedrückt »Wer herrscht über wen?« – betrachtet, erkennt man die grundlegende Bedeutung von Macht im damaligen Denken: Sie war das wesentlichste Charakteristikum einer Regierungsform. Diese Denkweise ist bis heute erhalten geblieben. Der Grund dafür liegt einerseits in einer realistischen Beobachtung der Welt, denn alle tatsächlich existierenden Staaten *sind* Herrschaftsstrukturen mit definierten Machtträgern. Andererseits ist es eine Denkgewohnheit, die sich von frühester Kindheit an entwickelt und schließlich selbstverständlich wird. Wahrscheinlich übernimmt das Kind schon in der Familie ein machtorientiertes Denken. Diese Grundhaltung wird vertieft, weil Menschen ein Leben lang gezwungen sind, unter Herrschaftsstrukturen zu leben, sei dies während ihrer Erziehung in der Schule oder später während des Berufslebens in Firmen, im Heer, in Beamtenhierarchien oder anderen staatlichen Machtstrukturen. Oder auch in einer hierarchisch organisierten Kirche. Dabei erkennt jeder intuitiv und zumeist schmerzlich die Bedeutung der Frage: »Wer hat Macht über mich?« Die Übertragung der Bedeutung dieser individuellen auf die allgemeinere Frage »Wer hat die

Macht im Staat« geschieht unbewusst – und ist immer noch gerechtfertigt.

Der daraus gezogene Schluss, dass in jeder funktionsfähigen Staatsform unbedingt alle Macht einzelnen Personen oder Gruppen zugeordnet werden muss, wird sich bei näherer Betrachtung als ***nicht*** *gerechtfertigt erweisen!*

Etablierte Machtstrukturen entfalten eine Eigengesetzlichkeit. Sie setzen alles daran, ihre Existenz abzusichern, indem sie sich als unumgänglich notwendig beweisen wollen. Im Staat fördern sie den Eindruck, dass ohne Vergabe von Entscheidungsmacht an Personen oder Gruppen keine Entscheidungen mehr gefällt werden könnten und der Staat in Anarchie und Chaos versinken würde.
Dass dieser Eindruck ein Ergebnis der Denkfalle ist, ergibt sich aus der Frage, was für das Zustandekommen einer Entscheidung *wirklich notwendig* ist. *Entscheidungsmacht an genau definierte Personengruppen zu vergeben ist zwar ein möglicher Weg, um zu Entscheidungen zu kommen, aber bei weitem nicht der einzige! Wirklich notwendig ist nämlich nur ein* ***Verfahren, welches in annehmbarer Zeit zu einer Entscheidung führt.***

Es gibt eine Reihe bekannter Verfahren, die auch möglich wären. Zum Beispiel jene Variante aus Science-Fiction-Filmen oder Romanen, in der Computer die Koordination des Geschehens im Staat übernehmen. Vom Losentscheid bis zum russischen Roulette ist alles denkbar.
Sie finden die Beispiele unpassend? Nun gut, wir werden Ihnen passendere vorschlagen. Betrachten Sie dazu die Weltwirtschaft. Sie zeigt, dass es komplexe Systeme gibt, die sogar ganz ohne übergeordnete regelnde Entscheidungsinstanzen auskommen, sobald entsprechende Koordinationsmechanismen und Koordinationsregeln vereinbart sind. Von Letzteren werden dann riesige Volkswirtschaften in Gang gehalten (Auf welche Weise die Regeln entstehen, welche Kraftfelder und Substrukturen sich ausbilden und wie zufrieden man damit ist, bleibt eine andere Frage …).

Aus all dem sehen wir: Jahrtausende alte machtorientierte Denkweisen haben in eine Falle geführt, die verlangt, dass innerhalb der entscheidungsberechtigten Einrichtungen im Staat die Entscheidungsmacht unbedingt einzelnen Personen oder Gruppen zugeordnet werden muss. Auch die Demokratie verharrt noch in dieser Falle, indem sie ihre Entscheidungen auf die Machtverhältnisse politischer Parteien aufbaut!
Sowohl durch Überlegung als auch anhand einzelner Beispiele haben wir

also deutlich gemacht und werden es im Weiteren untermauern, dass es eben nur eine Denkfalle ist, aus der heraus es bisher unterlassen wurde, auch nach anderen Verfahren zu suchen. Nach Verfahren, die für die nachhaltige Lösung von Konflikten geeignet sind.

Wir haben ein solches Verfahren gesucht – und es auch gefunden! Es ist ein Entscheidungsverfahren, welches auf beinahe allen Ebenen menschlichen Zusammenlebens einsetzbar ist, im Alltag genauso wie in der Politik. In seiner einfachsten Form ist es selbst von achtjährigen Kindern bereits verstanden und eingesetzt worden. Wäre es kompliziert, könnte man einsehen, warum Jahrtausende vergangen sind, ohne es zu entwickeln. Aber gerade seine Einfachheit zeigt, dass es nur der Glaube an die Macht gewesen sein kann, der diese Entdeckung früher verhindert hat.

Im Folgenden wollen wir dieses Verfahren beschreiben und seine Gesetzmäßigkeiten aus alltäglichen Situationen ableiten.

KONSENSIEREN

Das neue Entscheidungsverfahren bietet gegenüber dem demokratischen Mehrheitsentscheid derart herausragende Vorteile, dass es eine eigene Bezeichnung verdient. Wir nennen dieses Verfahren »Konsensieren«, weil es die Konsensbildung nicht nur erleichtert, sondern sie auch bei schwerwiegenden Interessenkonflikten systemisch fördert. Seine gruppendynamische Wirkkraft bezieht das Konsensieren aus dem *SK-Prinzip (Systemisches Konsensprinzip)*. Was wir darunter verstehen, wollen wir Ihnen zuerst anhand von Beispielen vorführen und danach als Prinzip zusammenfassen.

Zuerst eine Begebenheit, an der die fundamentale Bedeutung des Systemischen Konsensprinzips sichtbar wird. Es war bei einem Verein in unserer Heimatstadt Graz. In der Generalversammlung wurde über die bevorstehende Jubiläumsfeier beraten, die durch eine mehrtägige Gemeinschaftsreise gekrönt werden sollte. Vorschläge für Reiseziele wurden eingeholt und notiert. Kulturbeflissene Vereinsmitglieder wollten endlich einmal nach London, Paris, Rom, Venedig, Ägypten, China usw. Weniger Reiselustige hätten die von Graz aus bequem erreichbaren Städte Prag oder Budapest vorgezogen. Andere meinten, man sollte sich an einem nahe gelegenen, landschaftlich reizvollen Ort treffen und sich einfach der Muße und dem geselligen Beisammensein widmen, an dem auch die Älteren noch mitmachen könnten.

Wie üblich wurde zu jedem der notierten Vorschläge die Zahl der Befürworter eingetragen. Die große Mehrheit war kunstbeflissen. Doch jeder wollte in eine andere Stadt reisen, die ihm eben noch unbekannt war. Die Kunstbeflissenen waren daher in viele Kleingruppen zersplittert. Die Älteren, eine kleine, eng befreundete Gruppe, waren sich darüber einig, dass sie einen Aufenthalt in einem der nahe gelegenen Kärntner Ferienparadiese vorgezogen hätten. Auf Grund der Zersplitterung des Vereins durch die vielfältigen Interessen der Mitglieder sind in der Abstimmung dann aber alle einem kleinen Häufchen von Unternehmungslustigen unterlegen, die trotz der wenigen Reisetage ausgerechnet nach Peking fliegen wollten. Obwohl im Gesamtverein nur eine Minderheit, waren sie doch die stärkste Einzelgruppe und konnten daher ihrem Vorschlag den größten Nachdruck verleihen.

Natürlich kam es zu hitzigen Wortgefechten, bei denen sich gegnerische Lager bildeten. Trotz des Zuschusses aus der Vereinskasse war die Peking-Reise für viele Vereinsmitglieder außerhalb ihrer finanziellen Möglichkeiten. Mit Bedauern musste der Vereinsvorstand daher das Ergebnis der Wahl als undurchführbar erklären, denn das Ziel dieser Reise hätte es doch eigentlich sein sollen, möglichst viele Vereinsmitglieder daran teilnehmen zu lassen. Es konnte nicht angehen, dass eine kleine Minderheit allen anderen ihren Willen und eine Lösung aufzwang, noch dazu wenn diese für viele nicht realisierbar war.
Die Streichung des demokratisch erzielten Wahlergebnisses löste Verwirrung und Ratlosigkeit aus. Es wurde viel und durcheinander geredet. Langsam setzte sich die Erkenntnis durch, dass der demokratische Mehrheitsentscheid für so viele unterschiedliche Interessen nicht die geeignete Methode war.
Nun geschah Folgendes: Ein kluger Kopf stellte den Antrag, die Liste der Vorschläge herumreichen zu lassen, damit jedes der anwesenden Vereinsmitglieder jene Vorschläge ankreuzen könne, bei denen es auf keinen Fall mitkommen wolle. Der Vereinsobmann erkannte die Chance, die verfahrene Situation zu retten. Er bekräftigte noch, dass jede Person beliebig viele der Reisen ankreuzen dürfe, aber eben nur jene, bei denen sie sicher nicht mitfahren würde. Dann wurde die Liste durchgereicht.
Diese *Ablehnungs-Liste* lieferte ein überraschendes Ergebnis. Der Peking-Reise wurde erwartungsgemäß von der großen Mehrheit eine Abfuhr erteilt. Einzelne Städte-Reisen verzeichneten Ablehnung. Prag und Budapest hatten auch schon so viele besucht, dass sie für die Mehrheit uninteressant waren. Ausgerechnet jener Vorschlag, der anfangs am meisten belächelt worden war, verzeichnete kaum eine Ablehnung. Gegen das Ferienparadies in Kärnten hatten nur wenige etwas einzuwenden. Man konnte dort abends gemütlich beim Wein sitzen, die Älteren konnten in Gruppen spazieren gehen oder mit der Kutsche gefahren werden, die Jüngeren konnten Sportanlagen benützen, schwimmen und in die Sauna gehen. *Diese Alternative war für die überwältigende Mehrheit tragbar.* Noch dazu war sie für alle finanziell erschwinglich und nicht weit von Graz entfernt. Der Verein konnte fast vollzählig sein Jubiläum feiern …

Das eben beschriebene Verfahren löste in der konkreten Situation große Begeisterung aus. Viele waren überrascht, wie einfach die Entscheidung eigentlich war, und die Wortgefechte vor und nach der ersten Wahl erschienen plötzlich unverständlich.
Das Verfahren hat aber einen schwerwiegenden Nachteil: Es eignet sich

nur für Gruppen befreundeter, gutwilliger Menschen. Politstrategen, denen es in erster Linie um den Erfolg der eigenen Gruppierung geht, würden ganz einfach alle »gegnerischen Vorschläge« als untragbar ankreuzen, um so den eigenen Interessen die größte Chance zu sichern. Wenn jeder so handelt, kann kein anderes Ergebnis erzielt werden als mit der bisher üblichen demokratischen Mehrheitsabstimmung. Im Beispiel der Gemeinschaftsreise wäre das Ergebnis, wie wir gesehen haben, unbrauchbar. Die Tendenz, in den Mitbewerbern Gegner zu sehen, die man übertreffen, besiegen oder ausschalten will, um selbst an Einfluss zu gewinnen, muss beim Entwurf eines Entscheidungsverfahrens also berücksichtigt werden. Sie liefert Energie, die in nutzbringende Bahnen gelenkt werden soll.

Die *Konsensierung* löst dieses Problem auf einfache Weise. Sie stellt ebenfalls die Frage nach der *Ablehnung* der einzelnen Vorschläge. Aber sie begnügt sich nicht mit dem Ankreuzen unerwünschter Alternativen, sondern ermöglicht dem Abstimmenden, seine Ablehnung eines Vorschlags durch die Vergabe von »Widerstands-Stimmen«, kurz »W-Stimmen«, abgestuft auszudrücken. Der Abstimmende kann jedem Vorschlag einen Widerstandswert von 0 bis 10 W-Stimmen zuordnen. Der Widerstandswert »0« bedeutet: »Kein Einwand gegen den Vorschlag«, der Widerstandswert »10« bedeutet: »Nur das nicht!« und drückt im Rahmen des Verfahrens die maximale Ablehnung aus. Die Höchstgrenze 10 des Widerstandswertes entspringt dabei dem Wunsch nach einfacher Handhabung und wurde im Übrigen willkürlich gewählt.

Die Widerstandswerte sollen von den Stimmberechtigten nach freiem Ermessen und unbeeinflusst auf alle eingebrachten Vorschläge vergeben werden. Zählt man die W-Stimmen aller Stimmberechtigten je Vorschlag zusammen, ergibt sich *der gesamte Widerstand, den dieser Vorschlag in der Gruppe auslöst.*

Der Vorschlag mit dem geringsten Gesamtwiderstand ist für die Gruppe der annehmbarste.

Damit haben wir auch bereits das Ziel des Konsensierens vor uns: ***Aus einer Anzahl von Alternativen ist diejenige herauszufiltern, die in der Gruppe den geringsten Widerstand erweckt.***

In der eben beschriebenen einfachsten Form ist das Konsensieren dieser Zielsetzung schon sehr nahe gekommen. Leider sind noch immer Fälle denkbar, die auch damit noch nicht gelöst werden können. Anhand solcher Fälle werden wir das Verfahren noch etwas erweitern.

DER FAMILIEN-MITTAGSTISCH

Wir testen das Verfahren zunächst an dem wohl einfachsten Beispiel von vier Personen mit vier Vorschlägen. Die Geschichte vom Familien-Mittagstisch ist eine wahre Begebenheit. Es geht um das gemeinsame Mittagessen einer vierköpfigen Familie: Vater, Mutter, 10-jährige Tochter, 8-jähriger Sohn. Jedes Familienmitglied hat einen Vorschlag gemacht:

- Vater hätte gerne Pizza;
- Mutter hätte gerne Gemüse-Laibchen;
- Tochter hätte gerne Fitnessteller (Salat mit Putenstreifen);
- Sohn hätte gerne Spagetti Carbonara.

Eine vergleichbare Situation haben wir schon bei der Familie auf Kurzbesuch im Ausland kennen gelernt: vier Familienmitglieder – vier schwer zu vereinende Wünsche. Der Versuch, auf dem Verhandlungsweg zu einer Einigung zu kommen, scheitert an persönlichen Spannungen: Falls sich die Eltern auf eine Speise einigen, protestieren beide Kinder lautstark: »Immer müsst ihr euch durchsetzen ...!« Dass sich die Kinder untereinander auf eine Speise einigen und die Eltern dann dieser zustimmen, ist auf Grund der unter den Geschwistern herrschenden Rivalität ausgeschlossen. Wenn die Eltern den Vorschlag eines der Kinder unterstützen, ist das andere Kind zutiefst gekränkt: »Immer haltet ihr zum anderen ...!«
Eine demokratische Abstimmung, bei der jeder für seinen Vorschlag stimmt, ergibt ein Patt. Eine Stimmabgabe der Eltern zu Gunsten von einem der beiden Kinder würde zu einer Kränkung des anderen führen.
Auch wenn jetzt konsensiert würde, hätten wir dieselbe Situation. Jeder würde seinem eigenen Vorschlag 0, allen anderen 10 W-Stimmen zuordnen:

	Vater	Mutter	Tochter	Sohn	Gesamt
Pizza	0	10	10	10	**30**
Gemüse-Laibchen	10	0	10	10	**30**
Fitnessteller	10	10	0	10	**30**
Spagetti	10	10	10	0	**30**
Kontrollsumme	**30**	**30**	**30**	**30**	**120**

Patt! Unser Konsensierungsverfahren sollte also solche Bewertungen nicht zulassen. Deshalb wird zusätzlich zur Beschränkung der Widerstandswerte auf 10 *W-Stimmen* vereinbart, dass auch die *Summe der W-Stimmen*, die jeder Stimmberechtigte vergeben darf, beschränkt ist. Und zwar darf jeder Stimmberechtigte insgesamt höchstens 5-mal so viele W-Stimmen vergeben, als Vorschläge vorhanden sind. Im vorliegenden Fall bedeutet dies eine Beschränkung auf 5 x 4, also 20 W-Stimmen. Das heißt, die vergebenen Widerstandswerte können *im Durchschnitt* höchstens 5 W-Stimmen betragen. Das ist die Hälfte der erlaubten 10 W-Stimmen je Vorschlag.

In der Familie haben wir folgende Geschmacksverteilung:

- Vater möchte Pizza, mag den Fitnessteller nicht allzu gerne, Spaghetti und Gemüse-Laibchen sind in Ordnung.
- Die Mutter achtet auf ihre Figur, sie lehnt Pizza und Spaghetti total ab.
- Die Tochter mag keine Gemüse-Laibchen, allerdings sprechen Figur-Gründe auch gegen Pizza und Spagetti.
- Der Sohn mag keine Gemüse-Laibchen, Pizza wäre in Ordnung, der Fitnessteller ist nicht ganz nach seinem Geschmack, aber akzeptabel.

Jetzt wird konsensiert. Die Familie versucht es zum ersten Mal. Die Vorschlagsliste der Lieblingsspeisen liegt ja bereits vor. Die Zuordnung von Widerstandswerten wird erklärt – und von den Kindern auch sofort verstanden! Bei der anschließenden Durchführung übernimmt der 8-jährige Sohn voll Begeisterung die Auswertung: Er will zeigen, wie gut er rechnen kann. Er teilt vier kleine Zettel aus, auf die er die Vorschläge untereinander eingetragen hat. Jede Person darf, wie gesagt, jedem Vorschlag den Widerstandswert von 0 bis 10 zuordnen, doch dürfen die W-Stimmen in Summe den Wert 20 nicht überschreiten. In diesen Grenzen kann jedes Familienmitglied ganz nach seinen eigenen Vorlieben und ohne Mitsprache oder Einsichtnahme der anderen seinen Widerstand auf die vier Vorschläge verteilen. Anschließend sammelt der Bub die Zettel ein und addiert die Widerstandswerte pro Vorschlag.

Die Eltern konsensieren ihren Vorlieben gemäß. Doch für die Kinder steht die persönliche Rivalität untereinander im Vordergrund. Wir werden Zeugen der »strategischen Primitivreaktion«, den Vorschlag des vermeintlichen Gegners mit allen verfügbaren Mitteln zu verhindern. Es entstehen folgende Ergebnisse, die wir hier in Tabellenform darstellen:

	Vater	Mutter	Tochter	Sohn	Gesamt
Pizza	0	9	5	3	17
Gemüse-Laibchen	3	0	5	7	15
Fitnessteller	7	2	0	10	19
Spagetti	4	9	10	0	23
Kontrollsumme	14	20	20	20	74

Der Junge zählt zusammen und stellt fest, dass die Gemüse-Laibchen konsensiert sind. Nach kurzer Pause der Überraschung beginnt das Protestgeheul der Kinder. »Gemüse-Laibchen mag ich überhaupt nicht!«, sind sich beide Kinder einig. Sie wollen noch einmal konsensieren.
Und diesmal werden sie ihre W-Stimmen den Speisen zuweisen, die sie *wirklich* nicht mögen, die ihnen *wirklich* »wehtun«. Sie haben verstanden, dass man beim Konsensieren seinen eigenen *sachlichen* Interessen gemäß stimmen muss.

1. systembedingter Verhaltenseinfluss

- Da ihnen nur eine beschränkte Anzahl von W-Stimmen zur Verfügung steht, müssen sich die Stimmberechtigten mit allen Vorschlägen eingehend auseinander setzen, um ihre Widerstandswerte genau dosiert einzusetzen und sie nicht unnütz zu vergeuden.
- »Strategisches« Konsensieren um einem anderen zu schaden schadet den eigenen Interessen.

Der neuerliche Konsensierungsversuch zeigt die unverfälschten Abneigungen aller Beteiligten:

	Vater	Mutter	Tochter	Sohn	Gesamt
Pizza	0	9	5	3	17
Gemüse-Laibchen	3	0	10	10	23
Fitnessteller	7	2	0	5	14
Spagetti	4	9	5	0	18
Kontrollsumme	14	20	20	18	72

Der Sohn rechnet nach und stellt fest, dass der Fitnessteller jene Speise ist, mit der alle am besten leben können. Obwohl das der Vorschlag seiner »Gegnerin« war, hat er in der Abstimmung sein Gesicht nicht verloren. Das Ergebnis wird von beiden Kindern widerspruchslos und ohne Kränkung anerkannt. Sie haben auf Grund ihrer Erfahrungen beim ersten Versuch verstanden, dass es jetzt nicht mehr das Resultat von persönlichen Rivalitäten ist, sondern ein sachlicher Spiegel der geschmacklichen Vorlieben jedes Einzelnen. Nicht mehr und nicht weniger. Der konsensierte Fitnessteller ist von allen ohne Verstimmung in bester Laune und mit gutem Appetit verspeist worden!

2. systembedingter Verhaltenseinfluss

- Wo die demokratische Mehrheitsabstimmung auf Grund des vorgegebenen Kräftegleichgewichts notgedrungen versagen muss, kann mit Hilfe des Konsensierens eine Entscheidung herbeigeführt werden.
- Nur wer seine Interessen sachlich und möglichst ehrlich vertritt, kann damit rechnen, sie im Konsensierungsergebnis auch widergespiegelt zu sehen.
- Das Ergebnis einer Konsensierung ist nicht Resultat eines Machtkampfes und wird auch nicht als solches aufgefasst. Das Verfahren erzeugt eine Atmosphäre der Sachlichkeit und Toleranz, doch kein Gegeneinander.

Wir würden uns wünschen, dass solche Verhaltenseinflüsse auch im größeren Rahmen und im politischen Leben wirksam würden! Können Sie dem zustimmen? Jedenfalls werden wir uns mit weiteren Beispielen aus Alltagssituationen bis zu den politischen Entscheidungsprozessen vortasten.

P.S.: Auf ähnliche Weise hat die eingangs beschriebene Familie auf Auslandsbesuch ihren Interessenkonflikt gelöst. Wir haben jedoch das Beispiel vom Mittagstisch vorgezogen, weil in diesem Fall der Nachteil strategischen Konsensierens so klar zu Tage getreten ist.

DIE DREI BEREICHSLEITER

Drei Bereichsleiter einer Firma, die Chefs von Einkauf, Verkauf und Produktion, sitzen beisammen. Sie beraten die Investition eines namhaften Betrages, welcher laut Zusage des abwesenden Firmeneigentümers einem einzelnen der Bereiche ungeteilt zur Verfügung gestellt werden soll.
Die drei Bereichsleiter einigen sich über das weitere Vorgehen: Jeder werde eine Präsentation vorbereiten, in welcher er seine Pläne für den Einsatz der zur Verfügung stehenden Mittel darlegt und den zu erwartenden Gewinn für die Firma abschätzt. Danach würde man eine Entscheidung treffen.
Was glauben Sie, was geschehen ist? Es kam, wie es kommen musste. Bei jeder der drei Präsentationen haben die beiden anderen Bereichsleiter die Prognosen über den Gewinn, den der Vortragende dadurch erzielen wollte, heftig angezweifelt. Keiner hat die beiden anderen von der Überlegenheit des eigenen Projektes überzeugen können, keiner hat auf das Geld freiwillig verzichten wollen. Die demokratische Mehrheitsabstimmung hat ein Patt ergeben: Jeder Bereichsleiter hat für die Zuteilung des Geldes an seinen eigenen Bereich gestimmt.
Eine ausweglose Situation. Und eine ziemlich gereizte Stimmung auf Grund der wechselseitigen Kritik aneinander. Jeder fühlt sich vom anderen sabotiert.
Die demokratische Mehrheitsabstimmung stellt nämlich nur Kräfteverhältnisse fest. In allen Gremien, in denen ihrer Natur entsprechend ein ausgeglichenes Kräfteverhältnis besteht – wie etwa im obigen Beispiel –, sind Entscheidungen mittels Mehrheitsentscheid kaum möglich. Aber auch in einem Gremium, in dem nicht schon von vornherein Stimmengleichheit gegeben ist, sondern die aktuelle Problemlage ein ausgeglichenes Kräfteverhältnis und damit ein Patt ergibt, muss eine Entscheidung mühsam erkämpft werden!

Ganz anders entwickelt sich die Situation, wenn man über diese Geldzuteilung konsensiert. Spielen wir den Verlauf hier theoretisch durch: Jeder Bereichsleiter würde der Zuteilung des Geldes an seinen eigenen Bereich naturgemäß den Widerstandswert 0 zuordnen. Eine Aufteilung seiner Widerstandswerte zu gleichen Teilen auf jeden der beiden anderen Bereiche können wir ausschließen. Denn dadurch würde er entweder zeigen, dass er den Marktbereich, in dem seine Firma tätig ist, nicht differenziert genug einschätzt, sich also nicht die Mühe macht, den alternativen Kapitaleinsatz in den anderen Bereichen abzuschätzen, sondern nur an sich und seinen eigenen Bereich denkt und vielleicht sogar nur diesen kennt. Ein Bereichsleiter, der so handelt, würde sich selbst disqualifizieren. Um das zu vermeiden, muss er eventuell weitere Entscheidungsgrundlagen von den anderen Bereichsleitern verlangen, so lange, bis er deren Projekte bewerten kann.

So kommt es ganz von selbst, dass die Widerstandswerte im Allgemeinen unterschiedlich verteilt sein werden. Mag sein, dass dabei auch dann noch unterschiedliche persönliche Motive mitspielen. Die Wahrscheinlichkeit für den Pattfall, dass also alle drei Projekte genau gleich hohe Widerstandswerte erhalten, ist jedenfalls äußerst gering. Nicht das undifferenzierte Bestreben, den Erfolg eines anderen zu verhindern, steht jetzt im Vordergrund, sondern die Frage, in welchem der beiden *anderen* Bereiche die Investition aus der persönlichen Sicht günstiger erscheint. Anders gesagt: »Welcher Investition würde ich eher zustimmen, wenn ich die Zuteilung nicht erhielte«.

Qualitativ gleichwertige Alternativen sind erstens selten und zweitens Anlass für noch genauere Bewertungen, die schließlich aus dem Patt herausführen. Wir sehen erneut, wie das Konsensieren auch dort noch zu Entscheidungen führt, wo die demokratische Mehrheitsabstimmung auf Grund des Kräftegleichgewichts versagen muss.

3. systembedingter Verhaltenseinfluss

Das bisher vorherrschende »demokratische« Verhalten, nur die bevorzugt angestrebte oder erwünschte Lösung im Auge zu haben und die anderen Alternativen vehement abzulehnen, ohne sich mit ihnen befasst zu haben, bringt beim Konsensieren keinen Vorteil, sondern Nachteile. Es ist klüger, die abgelehnten Alternativen differenziert zu bewerten, um im Falle des eigenen Scheiterns wenigstens der zweitbesten oder dritten Alternative eine Chance zu geben. Gerade deshalb ist in keiner Phase des Konsensierungsprozesses ein destruktives Gegeneinander oder Abwerten der Gedanken des anderen nötig oder vorteilhaft! Ganz ohne die übliche Kampfrhetorik ergibt sich die Rangordnung der Alternativen, die der Gruppenmeinung am besten entspricht, von selbst.

Die Geschichte der drei Bereichsleiter möchten wir noch zu Ende erzählen. Sie hat eine von niemandem erwartete Wendung genommen. Nachdem destruktives Gegeneinander und Kampfrhetorik weggefallen waren, besserte sich ihre Stimmung. An Stelle des gegenseitigen Kritisierens hat sich eine konstruktive Diskussion entwickelt. Dabei ist der Gedanke aufgetaucht, dass der wirkliche Schwachpunkt der Firma in keinem der drei Bereiche liege, sondern dass sie ihren technologischen Vorsprung verloren habe, weil die Forschung vernachlässigt wurde.

Die drei Bereichsleiter haben sich zum Vorschlag durchgerungen, den vorgesehenen Betrag in eine gut koordinierte Produktforschung zu investieren. In der Folge konnte die Firma durch Produktverbesserungen ihre führende Stellung am Markt wieder zurückgewinnen.

DIE WANDERGRUPPE

Diesmal sitzen wir am Abend gemütlich in einer Berghütte. Am Nachbartisch bespricht eine Wandergruppe die Unternehmung des nächsten Tages. Ursprünglich war der Übergang zu einer anderen Hütte vorgesehen gewesen. Man wollte zuerst das Tal entlang gehen, dem Bach folgend durch die Wälder, später steiler bergauf durch Latschenfelder und schließlich über Almen zum Sattel. Danach auf der anderen Seite des Sattels auf ähnlichen Wegen wieder hinunter.
Aber in drei jüngeren Teilnehmern regt sich die Abenteuerlust. Es führen nämlich fünf Wege zur nächsten Hütte. Der eben beschriebene (Talwanderung), dann noch zwei gut gesicherte Felssteige, die quer durch eine steile Felswand zum Gipfel und von dort hinunter zum Sattel führen (Felssteig 1 und 2). Auch könnte man hinter der Hütte den Berg steil nach oben steigen und dann über eine landschaftlich besonders reizvolle Gratwanderung mit teilweise sehr schmalen Felsgraten den Sattel erreichen (Gratwanderung 1). Und schließlich könnte man die Gratwanderung noch etwas ausdehnen und dann direkt zur nächsten Hütte absteigen, müsste dabei allerdings einen kleinen Zwischenabstieg in Kauf nehmen (Gratwanderung 2).
Die Abenteurer unter den Wanderern möchten irgendetwas Ausgesetztes, Felsiges probieren. Die vier anderen sind Naturliebhaber. Sie haben sich auf Fauna und Flora des Tals gefreut, auf den Schatten des Waldes im ersten Teil des Weges. Der karge Felsen entspricht nicht ihrem Geschmack. Eine Trennung der Gruppe kommt nicht in Frage, da man nur ein einziges Sicherheitspaket für Notfälle mitführt.

Hier verlassen wir die Realität und lassen die Wandergruppe sofort konsensieren. Die Naturliebhaber hätten eigentlich jede Felsvariante gern mit einem Widerstandswert von 10 W-Stimmen belegt. Trotzdem müssen sie darauf achten, dass die vergebenen Widerstandswerte im Durchschnitt höchstens 5 W-Stimmen betragen. Da 5 Vorschläge vorliegen, sind für jede Person in Summe nur 25 W-Stimmen erlaubt. Die Naturliebhaber entschließen sich zu einem koordinierten Vorgehen, um die höchstmögliche Ablehnung der Felsvarianten zu erreichen.

Wir erhalten die folgende **Konsensierungstabelle:**

	Naturliebhaber 1	Naturliebhaber 2	Natur-lieb haber 3	Naturliebhaber 4	Abenteurer 1	Abenteurer 2	Abenteurer 3	Summe der W-Stimmen
Talwanderung	0	0	0	0	9	9	9	27
Felssteig 1	6	6	6	7	0	2	2	29
Felssteig 2	6	6	7	6	0	0	1	26
Gratwanderung 1	6	7	6	6	3	5	0	33
Gratwanderung 2	7	6	6	6	2	6	4	37
Kontrollsummen	25	25	25	25	14	22	16	152

Felssteig 2 hat die wenigsten W-Stimmen und ist damit konsensiert. Die Naturliebhaber sind empört! Sie sind eine absolute Mehrheit in der Gruppe (4 von 7) und werden dennoch von einer Minderheit gezwungen, bei einer Wanderung mitzumachen, die sie völlig ablehnen! Und das, obwohl die Talwanderung von den Abenteurern zwar nicht gerade geschätzt, aber doch auch nicht völlig abgelehnt worden ist: Keiner der Abenteurer hat ihr den höchsten Widerstandswert von 10 W-Stimmen zugeordnet, obwohl sie alle noch weitere W-Stimmen zur Verfügung gehabt hätten! Der Felssteig 2 ist also offensichtlich *nicht* die Alternative, die in der Realität den geringsten Widerstand in der Gruppe hervorruft!

Kehren wir daher wieder zur Realität zurück. Denn die Naturliebhaber haben Recht: Das Verfahren, das einwandfrei funktioniert, so lange jeder Stimmberechtigte sich mit einem eigenen Vorschlag einstellt, muss modifiziert werden, sobald *mehr Stimmberechtigte als Vorschläge* vorhanden sind.

Wir fragen die Wandergruppe also nach ihren Vorschlägen und behandeln diese als *eigenständige Alternativen, auch wenn einige davon gleich sind.* Die vier Naturliebhaber schlagen alle die Talwanderung vor. Einer der jungen Abenteurer zieht den Felssteig 1 vor, der zweite Felssteig 2 und der dritte die Gratwanderung 1. Die Gratwanderung 2 wird von niemandem vorgeschlagen – und daher auch nicht mehr als Alternative in die **Konsensierungstabelle** aufgenommen.

Damit haben wir 7 Vorschläge – und somit 7 x 5 = 35 erlaubte W-Stimmen pro Stimmberechtigtem. Dieser höhere Grenzwert ergibt eine neue Situation. Die Naturliebhaber können nun sämtliche Felsvarianten mit einem Widerstandswert von 10 belegen. Die Abenteurer müssen ihre W-Stimmen auf mehr Zeilen verteilen und dabei trotzdem den neuen Grenzwert einhalten. Das ergibt die neue **Konsensierungstabelle**:

	Natur-lieb-haber 1	Natur-lieb-haber 2	Natur-lieb haber 3	Natur-lieb-haber 4	Aben-teurer 1	Aben-teurer 2	Aben-teurer 3	Summe der W-Stimmen
Talwanderung	0	0	0	0	8	7	8	23
Talwanderung	0	0	0	0	8	7	8	23
Talwanderung	0	0	0	0	8	7	8	23
Talwanderung	0	0	0	0	8	7	8	23
Felssteig 1	10	10	10	10	0	2	2	44
Felssteig 2	10	10	10	10	0	0	1	41
Gratwanderung	10	10	10	10	3	5	0	48
Kontrollsummen	30	30	30	30	35	35	35	225

Diese Tabelle entspricht »einwandfrei« den Vorschlägen und Widerständen der beteiligten Personen. Sie zeigt deutlich, dass die Talwanderung in der Gruppe bei weitem den geringsten Widerstand hervorruft und damit konsensiert ist.

Jetzt sagen Sie vielleicht: »Um zur Talwanderung als Gruppenentscheid zu gelangen, hätten die Wanderer nicht zu konsensieren brauchen! Das hätte eine demokratische Abstimmung auch ergeben.«
Sie haben Recht. Obwohl Konsensieren eine andere Zielsetzung verfolgt als die demokratische Abstimmung, nämlich den Widerstand in der Gruppe zu minimieren, gibt es selbstverständlich Fälle, in welchen das Ergebnis dasselbe ist. Wenn eine absolute Mehrheit eine Alternative total ablehnt, darf das nicht übergangen werden.
Nehmen wir aber an, die Naturliebhaber wären zwar nach wie vor lieber durch das Tal gegangen, hätten aber die Felssteige *nicht* so vehement abgelehnt. In einer demokratischen Abstimmung hätte sich dadurch nichts geändert: Die Talwanderung wäre mit vier gegen drei Stimmen als Abstimmungsergebnis angenommen worden und die Abenteurer als überstimmte Minderheit hätten missmutig mitwandern müssen. Sie hätten durch ihren Missmut vielleicht sogar den Naturliebhabern die Freude an der Wanderung verdorben.

Beim Konsensieren wären die Felssteige von den Naturliebhabern jetzt allerdings nur mehr mit einem mäßigen Widerstandswert von etwa drei oder vier W-Stimmen abgelehnt worden. Sonst wäre in der Konsensierungstabelle alles gleich geblieben:

	Natur-lieb-haber 1	Natur-lieb-haber 2	Natur-lieb haber 3	Natur-lieb-haber 4	Aben-teurer 1	Aben-teurer 2	Aben-teurer 3	Summe der W-Stimmen
Talwanderung	0	0	0	0	8	7	8	23
Talwanderung	0	0	0	0	8	7	8	23
Talwanderung	0	0	0	0	8	7	8	23
Talwanderung	0	0	0	0	8	7	8	23
Felssteig 1	3	4	3	4	0	2	2	18
Felssteig 2	3	3	3	3	0	0	1	13
Gratwanderung	10	10	10	10	3	5	0	48
Kontrollsummen	16	17	16	17	35	35	35	171

Jetzt hat Felssteig 2 die wenigsten W-Stimmen erhalten und wäre somit konsensiert. Diesmal jedoch nicht auf Grund eines Verfahrensmangels, sondern weil die Naturliebhaber nicht viel dagegen einzuwenden gehabt hätten. Sie wären gut gesichert durch die steile Wand gestiegen, mit herrlicher Aussicht auf die Wälder und Almen tief unter ihnen, und hätten das wahrscheinlich als unvergessliches Erlebnis in Erinnerung behalten.

4. systembedingter Verhaltenseinfluss

Konsensieren ergibt andere Resultate als die demokratische Abstimmung. Und zwar solche, die der Gruppenstimmung besser gerecht werden und daher eine reibungslosere Ausführung erwarten lassen.

Vielleicht sagen Sie: »Wenn man sich einfach zusammengesetzt und darüber geredet hätte, wenn dabei der starke Wunsch der drei Abweichler nach einem Abenteuer ebenso offenbar geworden wäre wie die Tatsache, dass die Naturliebhaber dem Abenteuer eigentlich gar nicht so sehr abgeneigt sind – dann hätte man diese Lösung auch ohne formales Entscheidungsverfahren finden können.«

Wieder haben Sie Recht, aber wir sagen: Es ist eine Stärke eines formalen Entscheidungsverfahrens, wenn es Entscheidungen einander wohlgesinnter Menschen nachbildet ohne künstliche Gegensätze zu schaffen. Die Entscheidung für Felssteig 2 wäre nämlich durch Konsensieren sofort und ohne weitere Diskussionen entstanden, einfach auf Grund der subjektiven Einstellung jedes Teilnehmers zu den einzelnen Wanderrouten. Außerdem besteht ein wesentlicher Unterschied zwischen einer offenen Diskussion und dem formalen Konsensieren. In der offenen Diskussion muss jeder für seine Wünsche eintreten und riskiert, dafür Kritik einzustecken. Für schüchterne Gruppenmitglieder kann dies ein unüberwindbares Hindernis darstellen und kann bedeuten, dass ihre Wünsche und Bedenken unter den Tisch fallen. Auch die unterschiedliche Redegabe der Gruppenmitglieder beeinflusst das Ergebnis wesentlich. Im Verlauf der Diskussion bleiben viele Vorschläge im Raum stehen und warten auf eine Entscheidung auf die übliche Weise. All dies fällt beim Konsensieren weg.

5. systembedingter Verhaltenseinfluss
Die Gruppenmitglieder können bei der Bewertung ihre geheimsten Motive berücksichtigen, ohne sie den andern mitzuteilen, sich rechtfertigen oder darüber diskutieren zu müssen.

An der Konsensierung für Felssteig 2 erkennen wir noch etwas anderes:

6. systembedingter Verhaltenseinfluss
Kein Gruppenmitglied und auch *keine Teilgruppe* trägt für die getroffene Entscheidung allein die Verantwortung. In allen Fällen ist klar, dass das Konsensierungsergebnis jenes ist, das in der gesamten Gruppe auf die geringste Ablehnung gestoßen ist. Rechthaberisches Argumentieren erübrigt sich, weil der Widerstand, den man dafür ernten würde, bereits in der Tabelle ablesbar ist. Der konsensierte Vorschlag ist Ergebnis einer *gemeinsamen* Entscheidung!

Noch etwas sehen wir: Felssteig 2 hat ausnahmslos nur geringe Widerstandswerte erhalten. Die Wanderung über Felssteig 2 hätte die Gruppenstimmung nicht getrübt. Die vorhergehende Tabelle mit ihren hohen Widerstandswerten gegen die Talwanderung hat dagegen gezeigt, wie sehr diese die Gruppe gespaltenen hätte.

Wir kehren zur Realität zurück. Die Konsensierung für Felssteig 2 war ja nur eine Annahme von uns, während die Talwanderung wirklich konsensiert worden ist. Auch die Naturliebhaber haben dabei das »Gruppenstimmungsbild« erkannt, das in der Konsensierungstabelle sichtbar geworden ist. Um den Abenteurern entgegenzukommen, haben sie daher eine längere Rast an einer geschützten Stelle vorgeschlagen. Von dort könnten die

Abenteurer eine – wenn auch kürzere – Gratwanderung zum nächsten Gipfel unternehmen.
Danach wurde nicht mehr konsensiert. Aber in einem persönlichen Gespräch mit uns haben die Abenteurer versichert, dass sie mit dieser Variante recht zufrieden waren und ihr nur einen Widerstandswert von 5 W-Stimmen oder weniger gegeben hätten.

7. systembedingter Verhaltenseinfluss
Das Sichtbarwerden der fein differenzierten Gruppenstimmung erleichtert die Entscheidung, ob und in welcher Richtung weitere Lösungen gesucht werden müssen um Ablehnungen zu vermindern.

Noch einmal sagen Sie: »Das alles hätte man im Gespräch auch ohne formales Konsensieren erkennen können.«
Und noch einmal haben Sie wahrscheinlich Recht. Mit all den Einschränkungen, die wir schon ausgesprochen haben. Und mit der zusätzlichen Einschränkung, dass Worte vergänglich sind und bei Großgruppen mit vielen Vorschlägen und komplexen Verhältnissen die klare Übersichtlichkeit der Konsensierungstabelle durch keine Diskussion auch nur annähernd erreicht werden kann. Dort entfaltet das Konsensieren seine ganze Kraft. Vor allem auch, wenn die Entscheidungsträger einander nicht so wohl gesonnen sind wie in der Wandergruppe.
Diese war am nächsten Morgen übrigens bei strahlendem Sonnenschein aufgebrochen. Am späten Vormittag wurde sie von einem Sommergewitter überrascht. Wie wir später erfahren haben, gerade als sie das Latschenfeld durchstiegen hat. Unter einer sehr dichten, überhängenden Kiefer fanden alle notdürftigen Schutz. Auch die Abenteurer waren froh, dass sie sich zu diesem Zeitpunkt weder in der steilen Wand noch auf einem ausgesetzten Grat befanden.
Aber das war natürlich Zufall und hat nichts mit den Gesetzmäßigkeiten des Konsensierens zu tun, mit denen wir uns weiter beschäftigen werden.

Mit dieser Version des Verfahrens haben wir die endgültige Ausbaustufe des *Konsensierens für Kleingruppen* erreicht. *Jeder Stimmberechtigte bringt einen Vorschlag ein. Falls sich jemand dem Vorschlag eines anderen anschließen will, muss er dessen Vorschlag nochmals nennen. Dieser wird dann wie ein eigenständiger Vorschlag bewertet.* Wer keinen Vorschlag einbringt, verzichtet auf einen Teil seines Einflusses. Die Vergabe der W-Stimmen erfolgt dann nach den Regeln, die wir schon erläutert haben. Eine ausführliche Verfahrensbeschreibung finden Sie im Anhang.

II. Teil

Konsensieren für Großgruppen und in der Politik

DIE ERFAHRENE WANDERGRUPPE

Wir beobachten noch immer die Wandergruppe aus dem letzten Kapitel. Die Erfahrung, die wir im Titel betonen, bezieht sich nicht auf ihr alpinistisches Können, sondern auf das Konsensieren. In diesem Teil beschäftigen wir uns nämlich mit Großgruppen und dem Einsatz des Konsensierens in der Politik. Für diese anspruchsvollen Ziele muss das Verfahren sowohl in seiner Handlichkeit angepasst als auch gegen Missbrauch abgesichert werden. Sie werden verstehen, dass dafür auch ein gewisser Preis an Rechenaufwand und Administration bezahlt werden muss. Wir können nicht umhin, Ihnen zu gestehen, dass wir in diesem Teil des Buches Ihren »kleinen grauen Zellen« etwas mehr zumuten müssen. Das volle Verständnis für Konsensieren erhalten Sie erst, wenn Sie mit uns einige Tabellenwerte betrachten, beziehungsweise wenn Sie bei einigen kleinen Rechenoperationen mitdenken.

Erfahrene »Konsensierer« ersparen sich das Anschreiben von völlig identischen Zeilen. Sie nehmen nur die *unterschiedlichen* Vorschläge in die Tabelle auf. Stattdessen geben sie in einer eigenen Spalte an, wie viele gleichartige Zeilen ersetzt worden sind.

Erinnern wir uns daran, wie die identischen Zeilen in der Konsensierungstabelle der Bergwanderer entstanden sind: Von den Naturliebhabern war die Talwanderung mehrfach vorgeschlagen worden. Man hätte das auch als *Pro-Stimmen* für die Talwanderung durch eine demokratische Abstimmung ermitteln können:

	Pro-Stimmen
Talwanderung	4
Felssteig 1	1
Felssteig 2	1
Gratwanderung 1	1
Gratwanderung 2	0
Kontrollsumme	7

Der Widerstandswert von 0 bis 10, den jeder Stimmberechtigte bisher je Zeile vergeben durfte, gilt jetzt sinngemäß für jede Pro-Stimme, die ja eine eigene Zeile ersetzt. Wenn ein Vorschlag mehrere Pro-Stimmen aufweist, so ist auch die Grenze der erlaubten W-Stimmen entsprechend zu vervielfachen. Sie beträgt daher 10-mal die Pro-Stimmen dieses Vorschlags. In der ersten Zeile, der Talwanderung, wären daher laut dieser Regel bis zu 4 x 10 = 40 W-Stimmen erlaubt.

Dieser Zusammenhang ist für Großgruppen mit beliebig vielen Lösungsvorschlägen von größter Bedeutung. Er verbindet die »demokratischen« Pro-Stimmen mit den ablehnenden W-Stimmen auf einfache und einsichtige Weise.

Der Stimmberechtigte muss allerdings auch die zweite Einschränkung beachten. Er darf insgesamt die Höchstzahl der erlaubten W-Stimmen nicht überschreiten. Er darf also das Fünffache der Pro-Stimmen nicht überschreiten, die ja jetzt für die Vorschläge der einzelnen Personen stehen. In unserem Fall haben wir 7 Pro-Stimmen, oder höchstens 5 x 7 = 35 erlaubte W-Stimmen je Teilnehmer, genau wie in der Tabelle auf Seite 28, von der wir ausgegangen sind.
Das ergibt die nachfolgende Konsensierungstabelle der erfahrene Konsensierer. Die Zahl in der »Pro-Stimmen-Spalte« gibt an, wie viele gleichartige Zeilen ersetzt worden sind. Die W-Stimmen sind daher entsprechend vervielfachte Widerstandswerte der Ursprungszeilen. In der Summenspalte am Ende der Tabelle, in der die W-Stimmen aller Personen zusammengezählt werden, ergeben sich ebenfalls entsprechend höhere Werte. Um für jede *Alternative* wieder zu denselben W-Stimmen zu kommen wie am Ende der Tabelle im vorigen Kapitel *ohne* zusammengezogene Zeilen, müssen die Werte der Summenspalte daher wieder durch die Anzahl der Pro-Stimmen dividiert werden (in unserem Fall also in der ersten Zeile durch 4).
Um genau zu sein, müssen wir dem Wert in der letzten Spalte einen neuen Namen geben. Wir nennen ihn den *wirksamen Widerstandswert.* Er gibt also die mittlere Anzahl von W-Stimmen an, die auf *eine Pro-Stimme* für die betreffende Alternative entfällt. Er ist somit ein Maß für den Widerstand der gesamten Gruppe, auf den einzelnen Befürworter dieser Alternative bezogen. Der geringste wirksame Widerstandswert bestimmt schließlich den konsensierten Vorschlag.

Konsensierungstabelle:

	Pro-stimmen	Natur-lieb-haber 1	Natur-lieb-haber 2	Natur-lieb haber 3	Natur-lieb-haber 4	Aben-teurer 1	Aben-teurer 2	Aben-teurer 3	Summe der W-St.	wirk-samer Wid.-Wert
Talwande-rung	4	0	0	0	0	32	28	32	92	23
Felssteig 1	1	10	10	10	10	0	2	2	44	44
Felssteig 2	1	10	10	10	10	0	0	1	41	41
Gratwande-rung	1	10	10	10	10	3	5	0	48	48
Kontroll-summen	7	30	30	30	30	35	35	35	225	

Wie nicht anders zu erwarten, ist die Talwanderung konsensiert.

Sie fragen: »So viel Rechenarbeit, nur um sich drei Zeilen zu ersparen?« Wir antworten: »Wenn es sich nur um drei Zeilen handelt, ist die Ersparnis allerdings fraglich. Man wird die Zeilen wahrscheinlich anschreiben. Aber stellen Sie sich zum Beispiel ein Parlament vor, in dem hunderte von Abgeordneten von nur wenigen Parteien sitzen. Dann müsste man in der Konsensierungstabelle die wenigen Parteienvorschläge hunderte Male wiederholen. Und jeder Abgeordnete müsste hunderte Male denselben Widerstandswert eintragen. Und dann müsste man hunderte Male dieselbe Summe ausrechnen. Dadurch wird offensichtlich, welche Vereinfachung durch das Zusammenfassen der Zeilen entsteht.«

Damit haben wir das Konsensieren so weit entwickelt, dass es Zustimmung und Ablehnung in einem einzigen Verfahren schlüssig miteinander verbindet. Die Pro-Stimmen sind auf einsichtige Weise mit den W-Stimmen zu einer gemeinsamen Bewertung verknüpft. *Wir sind damit zum logischen Kern vorgedrungen, aus dem das neue Entscheidungsverfahren seine Wirkkraft bezieht. Es erweitert die demokratische Abstimmung um die zusätzliche Dimension der Konfliktminimierung. Die Pro-Stimmen berücksichtigen die individuellen Wünsche jedes Teilnehmers, doch die W-Stimmen zwingen zu einer kritischen Beurteilung der Qualität aller vorgeschlagenen Lösungen.* Wie wir später noch sehen werden, verhindert diese Koppelung der Pro- und W-Stimmen zusätzlich noch den Missbrauch durch Machteinflüsse.

DAS AMATEURORCHESTER

Nachdem wir die theoretischen Grundlagen des Verfahrens für Großgruppen entwickelt haben, kommen wir zu seiner praktischen Handhabung. Wir unterwerfen es dabei gleich einem ersten Härtetest.

Das Orchester und sein Dirigent dienen in Management-Seminaren oft als Beweis für die Notwendigkeit strenger Führung durch starke Persönlichkeiten. Wir verwenden es hier in dem Sinn, dass auch eine strenge Führung gut beraten ist, die Anliegen, Vorschläge und Probleme der Mitarbeiter bestmöglich zu berücksichtigen. Und dass sich Konsensieren als Instrument bestens dafür eignet.
Es geht um die Planung des Repertoires eines großen Amateurorchesters für die nächste Saison. Mit einigen begabten jungen Musikern, die in letzter Zeit in das Orchester aufgenommen wurden, könnte man sich jetzt an schwierigere Stücke heranwagen. Die Frage ist allerdings, was für die älteren Musiker zumutbar ist. Anspruchsvolle Werke erfordern mehr Übungszeit zuhause und das wiederum setzt ein großes Maß an Begeisterung voraus. Es wird also sehr von der Auswahl der Werke abhängen, ob und wie erfolgreich sie aufgeführt werden können.
Der neue Dirigent möchte das ganze Orchester in Aufbruchstimmung versetzen. Er will es zu erreichbaren Erfolgen führen. Sein Geheimnis sind Werke, die für seine Musiker nicht zu schwierig sind, sie aber dennoch herausfordern. Ihm ist die gemeinsame künstlerische Entfaltung wichtiger als mit schwierigen Stücken glänzen zu wollen, die dann doch nur mittelmäßig gelingen. Daher will er sein Orchester bei der Auswahl der Werke mitentscheiden lassen. In der nächsten Saison sollen 12 Werke einstudiert werden.
Der Dirigent sucht zuerst selbst nach geeigneten Werken, lädt aber dann auch das ganze Orchester ein, Vorschläge zu machen: »Jeder Vorschlag ist willkommen. Niemand muss Gründe dafür angeben. Niemand wird kritisiert werden. Wer will, kann seinen Vorschlag auch anonym abgeben.«
Nach einigen Wochen umfasst die Vorschlagsliste 35 Werke. Der Dirigent hat genügend Zeit vorgesehen, bis alle Orchestermitglieder diese Werke beurteilen können.
Nun werden die Pro-Stimmen vergeben. Jedes Orchestermitglied hat 12

Pro-Stimmen, um 12 Musikstücke auszuwählen. »Wer ein Stück besonders gerne spielen möchte, kann auch mehrere seiner Pro-Stimmen darauf konzentrieren, weil das seine Durchsetzungskraft erhöht.« Bei der Auswertung werden Musikstücke, die keine Pro-Stimme erhalten haben, ausgeschieden. Das ergibt eine *bereinigte Vorschlagsliste* von 21 Werken mit unterschiedlich vielen *Pro-Stimmen*:

	Pro-Stimmen
Werk 1	7
Werk 2	12
Werk 3	23
Werk 4	30
Werk 5	6
Werk 6	17
Werk 7	19
...	...
...	...
...	...
Werk 21	9
Summe	*320*

Konsensieren ermöglicht dem Dirigenten, die geheimsten Motive seiner Musiker zu berücksichtigen ohne sie zu kennen. Das können Abneigungen gegen bestimmte Stücke sein, aber auch Furcht vor schwierigen Passagen, die zu viel Übungszeit erfordern. Nichts ist gefährlicher für ein Orchester als einige überforderte oder auch lustlose Musiker, die nicht ausreichend üben. Vor allem aber soll niemand vor dem ganzen Orchester bloßgestellt werden. Ein spannungsfreies, freudvolles Musizieren geht unserem Dirigenten über alles.

Aus der bereinigten Vorschlagsliste erstellt der Dirigent den *Konsensierungszettel*, in dem weitere Spalten vorhanden sind. Kopien davon teilt er an alle Mitwirkenden aus:

	Pro-Stimmen	Widerstands-werte	vorläufige W-Stimmen	endgültige W-Stimmen
Werk 1	7			
Werk 2	12			
Werk 3	23			
Werk 4	30			
Werk 5	6			
Werk 6	17			
Werk 7	19			
...	...			
...	...			
...	...			
Werk 21	9			
Summe	*320*			

Der Dirigent erklärt, wie der Konsensierungszettel auszufüllen ist:

- »Versucht die Werke, die ihr nicht gerne spielt, nach Gefühl mit *Widerstandswerten von 0 bis 10* zu versehen. Wenn ihr ein Musikstück mit dem Höchstwert 10 ablehnt, fällt es deshalb noch nicht durch, sondern erst, wenn viele dieser Meinung sind.«
- »In der nächsten Spalte multipliziert ihr den Widerstandswert mit den Pro-Stimmen des Werkes. Dadurch erhaltet ihr die *vorläufigen W-Stimmen* für jedes Werk.«
- »Zählt nun die W-Stimmen in dieser Spalte zu einer *Kontrollsumme* zusammen. Sie darf nicht größer sein als 1600 (320 Pro-Stimmen mal 5). Sie darf aber kleiner sein.«
- »Falls euch am Ende einige W-Stimmen übrig bleiben, könnt ihr damit bei jenen Werken, die ihr gar nicht gerne spielen wollt, die Ablehnung noch verstärken – allerdings *nicht über den erlaubten Höchstwert* dieser Zeile, also das 10fache ihrer Pro-Stimmen, hinaus.«
- »Ihr müsst *nicht alle W-Stimmen* verbrauchen, ja ihr braucht sogar überhaupt keine W-Stimmen vergeben. Damit würdet ihr die Entscheidung den anderen überlassen.«
- »Wenn die Kontrollsumme der W-Stimmen größer als 1600 ist, müsst ihr bei den Werken, bei denen es euch am leichtesten fällt, W-Stimmen wegnehmen, bis die Kontrollsumme stimmt. Die *korrigierten Werte* übertragt ihr am besten in die nächste Spalte der endgültigen W-Stimmen.«
- »Ihr könnt also ganz nach Bedarf und Vorlieben zum Ausdruck bringen,

ob und wie stark ihr bestimmte Musikstücke ablehnt. Niemand wird euch nachher fragen, was die Gründe dafür waren. Jene 12 Werke, die ihr gemeinsam am wenigsten ablehnt, werden wir einstudieren.«

Die Musiker tun wie vorgeschlagen. Dann werden die Konsensierungszettel eingesammelt und überprüft. Jetzt wird die Summe aller W-Stimmen je Musikstück gebildet. Diese wird schließlich noch durch die Zahl der Pro-Stimmen dividiert, um den wirksamen Widerstandswert für jedes Werk zu erhalten. Das ist natürlich eine gewisse Rechenarbeit, für die zumindest ein Taschenrechner zur Verfügung stehen sollte.

Sie können sich die endlosen Diskussionen über einzelne Musikstücke vorstellen, die sich ohne Konsensieren entwickeln würden, wenn die Wünsche weit auseinander klaffen. Konsensieren[1] benötigt viel weniger Zeit als jede Diskussion, bei der sich noch dazu einige ärgern könnten. Alle hatten die gleiche Chance und haben gemeinsam eine klare Entscheidung getroffen. Niemand braucht sich über irgendwen zu ärgern. Schon gar nicht über den Dirigenten. Die Auswertung ergibt *in einem einzigen Arbeitsschritt* jene 12 Werke, gegen die im Orchester die geringste Abneigung besteht. Mit ihnen wird wahrscheinlich die größte musikalische Vollendung erreicht werden.
Im Orchester gibt es sicher jemanden, der einen Notebook-Computer besitzt. Ein einfaches Tabellenprogramm reicht dann aus, um die Werte der Konsensierungszettel einzugeben, sie automatisch überprüfen zu lassen und das Ergebnis sofort zu erhalten.

Durch die Vergabe der Pro-Stimmen haben wir *drei Probleme mit einem Streich* erledigt:
- Wir haben erreicht, dass das Verfahren einwandfrei arbeitet, auch wenn mehr Stimmberechtigte als Vorschläge vorhanden sind. Das konnten wir am Beispiel der Bergwandergruppe sehen.
- Das obige Beispiel zeigt uns, dass das Verfahren von der Zahl der vorhandenen Vorschläge völlig unabhängig ist. Dies deshalb, weil sowohl die Zahl der verfügbaren W-Stimmen als auch jene W-Stimmen, die man beim Ablehnen eines Vorschlages verbraucht, an die Pro-Stimmen gekoppelt sind. Die Zahl der Pro-Stimmen, die jedem Stimmberechtigten zur Verfügung stehen, ist aber selbstverständlich für alle gleich.
- Dadurch wird auch verhindert, dass das Ergebnis des Verfahrens durch eine Anzahl gleicher oder ähnlicher Vorschläge beeinflusst werden kann. Es ist nämlich gleichgültig, ob man seine Pro-Stimmen nur einem dieser

gleichartigen Anträge zuordnet oder dieselbe Zahl von Pro-Stimmen auf mehrere der übereinstimmenden Anträge verteilt. Ein Missbrauch des Verfahrens durch »trickreiche« Personen oder Gruppen, die ihren Wünschen Nachdruck verleihen wollen, indem sie nahezu gleiche Vorschläge mehrfach einbringen, wird dadurch vereitelt.

Von den Besonderheiten des Verfahrens kommen wir nun wieder zu dessen Auswirkungen auf seine Benützer:
Vielleicht stellen auch Sie sich die Frage, was in jenen Pechvögeln vorgeht, die ein Werk abgelehnt haben und es nun doch einstudieren müssen? Jetzt wissen diese über die Beurteilung durch alle anderen Bescheid und können ihre eigene Position im Orchester besser einschätzen. Sie werden versuchen das Beste daraus zu machen ohne viel darüber zu reden. Manche werden am Ende vielleicht sogar froh sein sich überwunden zu haben. Der Dirigent hat Einblick, ob einige der 12 ausgewählten Werke von einzelnen seiner Leute vehement abgelehnt werden. Er kann die Beweggründe ansprechen und seine Hilfe anbieten, falls Betroffene dies wünschen.
Falls dieses Vorgehen einigen erfahrenen Dirigenten zu utopisch erscheint, könnte das daran liegen, dass sie die Vorteile des Konsensierens erst erproben müssen.

8. systembedingter Verhaltenseinfluss
In einer Großgruppe, in der der zukünftige Weg durch Konsensieren ermittelt wird, wächst das Vertrauen in die Richtigkeit der gemeinsam entwickelten Beschlüsse. Alle Beteiligten nehmen mit gleichen Rechten nicht nur an der Entscheidung, sondern auch an der Lösungssuche im Sinne des Brainstormings teil, ohne durch die Vorurteile anderer behindert oder ausgeschlossen zu werden. Je nach Art der Spannungen, Beziehungen und Rangordnungen innerhalb der Gruppe kann entschieden werden, ob die Vorschläge anonym oder mit offener Namensnennung eingebracht werden sollen.
Die Gruppe wird also dazu ermuntert, möglichst viele Alternativen zu suchen ohne sie vorschnell zu bewerten. Kein Teil der Gruppe wird dadurch zur Minderheit erklärt oder überstimmt. Es kommt zu keiner Gruppenbildung, nicht zur Ausbildung von Machtverhältnissen und auch nicht zur Trennung in Sieger und Verlierer. Weder entsteht in einer Minderheit das Gefühl, unterlegen zu sein, noch – in freundschaftlich verbundenen Gruppen – in der Mehrheit der Eindruck, den anderen »etwas angetan« oder aufgezwungen zu haben. Alle Mitglieder sind in die Entscheidungen

mit einbezogen, fühlen sich in der Gruppe aufgehoben und sind dadurch entsprechend motiviert.
Auch die Möglichkeit, mehrere Pro-Stimmen abzugeben, stärkt das Gefühl, mit seiner gesamten Persönlichkeit von der Gruppe angenommen zu sein und sich dort ausdrücken zu können. Hat doch jeder die gleiche Möglichkeit, da jeder gleich viele Pro-Stimmen abgeben darf. Wie auch sonst beim Konsensieren, muss niemand diese Möglichkeit voll auszunützen, er braucht auch gar keine Pro-Stimme zu vergeben.

9. systembedingter Verhaltenseinfluss
Die Konsensierung kann auch viele Alternativen verarbeiten. Es lohnt sich, viele unterschiedliche Vorschläge auszuarbeiten. Solange die Alternativen für die Stimmberechtigten noch überblickbar sind, ist dem Verfahren keine Grenze gesetzt. Die Weite dieser Grenze bedeutet aber, dass auch Platz für feine Abstufungen der Alternativen ist, selbst wenn sie weiter abseits liegen. Die Chance, unter vielen Lösungsvorschlägen einen wirklich »guten«, befriedigenden zu finden, ist aber mit Sicherheit größer als unter wenigen.

10. systembedingter Verhaltenseinfluss
Durch diese Erfolgschance wird der Antrieb gefördert, Alternativen zu entwickeln. Denn wer sucht schon gern nach neuen Ideen, wenn aus systemischen Gründen klar ist, dass diese den Entscheidungsprozess eher stören oder – wie beim demokratischen Mehrheitsentscheid – von der herrschenden Mehrheit ohnehin verworfen werden? Das Denken in eingefahrenen Gleisen kann verlassen werden, die Chancen auf bessere Lösungen steigen.

Die Planung dieses einfühlsam geführten Amateurorchesters steht hier stellvertretend für andere arbeitsteilige Prozesse. Sie soll nachweisen, dass sich Konsensieren als Methode, das Konfliktpotenzial zu vermindern, auch für die langfristige Planung in Gruppen beliebiger Größe eignet. Zum Beispiel wenn es darum geht, eine gut abgestimmte Zusammenarbeit bestmöglich fortzusetzen.

KLEINKARIERT

Nach erbaulichen Bergtouren und einfühlsam geführten Großgruppen dringen wir nun in den rauen Alltag der Politik ein. In diesem sensiblen, manchmal sogar hoch explosiven Anwendungsbereich zwingt das Verfahren zu geänderten Verhaltensweisen. Wer sich von der einwandfreien Eignung und gefahrlosen Anwendbarkeit des Konsensierens überzeugt, wird es voraussichtlich bald dem Mehrheitsentscheid vorziehen.
In einer demokratischen Abstimmung kommt es nur darauf an, möglichst viele Stimmberechtigte zu mobilisieren, welche die eigene Meinung, den eigenen Antrag unterstützen. Sofern die Anhänger einer Gruppe in der Mehrzahl sind, ist es für den Ausgang der Abstimmung völlig gleichgültig, was die anderen Stimmberechtigten denken oder wollen, der Erfolg des eigenen Antrags ist dann bereits gesichert.
Demgegenüber verlangt Konsensieren eine neuartige Denkweise, um dabei Erfolg zu haben. Menschen, die auf machtorientiertes Handeln nicht verzichten können, bestrafen sich selbst, indem sie beim Konsensieren Ergebnisse erzeugen, die ihren eigenen Interessen widersprechen.

Ein Beispiel: richtungsweisende Entscheidung in einem Gremium mit 100 Stimmberechtigten und folgenden Gruppenstärken:
- 40 Stimmberechtigte bilden eine Gruppe, die sich »Karo« nennt
- 35 Stimmberechtigte bilden die Gruppe »Elefanten«
- 20 Stimmberechtigte sind unter dem Namen »Zebra« registriert
- 5 Stimmberechtigte nennen sich »Die Geradlinigen«

Zum ersten Mal soll in diesem Gremium eine Entscheidung durch Konsensieren erfolgen. Daher erliegen zunächst alle den alten machtbezogenen Denkgewohnheiten. Sie verhalten sich so, wie man es von den politischen Parteien der Demokratie zur Genüge kennt. Es mag überraschen, dass gerade diese extreme Machtorientierung das Konsensieren sehr vereinfacht:
- Anstelle einer Lösungsvielfalt bringt jede Gruppe einen gruppenintern erarbeiteten Vorschlag ein. Dadurch ergibt sich die geringe Zahl von nur vier Vorschlägen.

- Jede der Gruppen verpflichtet ihre Stimmberechtigten, nur den eigenen Vorschlag zu unterstützen. Sie wissen schon: Klubzwang! Daher hat jeder Vorschlag eine fest vorgegebene Zahl von Pro-Stimmen, nämlich gerade so viele, als die Gruppe Stimmberechtigte aufweist.
- Auch die W-Stimmen-Verteilung wird einheitlich verordnet. Jede Gruppe bewertet daher die Vorschläge der anderen nur ein einziges Mal und vervielfacht diese Bewertung mit der Zahl ihrer Stimmberechtigten.

Auch die Vorschläge selbst spiegeln noch die alte machtorientierte Denkweise:
- Die »Karo«-Delegation hat einen »kleinkarierten« Antrag eingebracht und will ihn mit der Macht ihrer Mehrheit unbedingt durchbringen.
- Die Gruppe »Elefanten« hat einen »grauen« Vorschlag gemacht.
- Die Gruppe »Zebra« setzt natürlich auf ihren »gestreiften« Antrag.
- Die »Geradlinigen« möchten eine »schraffierte« Lösung durchsetzen. Ihr Vorschlag vereint Elemente von allen anderen Anträgen, wird aber naturgemäß keinem davon ganz gerecht.

Wie gesagt, man denkt noch in den alten Mustern. Jede Gruppe versucht daher, alle anderen Anträge mit der gesamten ihr zur Verfügung stehenden Stimmgewalt abzulehnen. Um das zu erreichen, verteilen sie ihre W-Stimmen mit gleichmäßigen Widerstandswerten auf alle Vorschläge der anderen Gruppen.

Um Ihnen das Lesen in Tabellenwerten zu erleichtern, nehmen wir hier das Ergebnis vorweg, das wir Ihnen zeigen wollen: Wenn alle Gruppen dieses heute übliche Verhalten beibehalten, setzt die stimmenstärkste Gruppe »Karo« ihren Vorschlag durch. Doch schon die wesentlich schwächere Gruppe »Zebra« kann in dieser Situation den für sie untragbaren »kleinkarierten« Vorschlag von »Karo« zu Fall bringen, wenn sie ihre Ablehnung durch eine entsprechende W-Stimmenverteilung differenziert ausdrückt.

Bemerkenswert ist, dass bei dem heute üblichen demokratischen Verhalten der Parteien in diesem Beispiel von 4 Parlamentsparteien nur magere 4 Konsensierungszettel benötigt werden. Auch die Konsensierungstabelle fällt nicht größer aus, als sie nachfolgend zu sehen ist.
Obwohl dadurch der Rechenaufwand äußerst gering ist, wird im Parlament ein Online-System den Abgeordneten alle Gedanken an die formale Durchführung ersparen.

Da 100 Stimmberechtigte mit je einer Pro-Stimmen vorhanden sind, gibt es in diesem Beispiel 100 Pro-Stimmen. Mit 5 multipliziert ergibt sich daraus 500 als das Maximum der W-Stimmen, die jeder Delegierte vergeben darf.

Wie angedeutet soll die von den Machtstrategen der Gruppe »Karo« ausgearbeitete Widerstandsverteilung keinen Mitbewerber verschonen. Sie sieht daher wie folgt aus:

KARO	Widerst.-Werte	endgült. Widerst.-Werte²	Pro-Stimmen	vorläufige W-Stimmen je Delegiertem	endgültige W-Stimmen je Delegierterm	W-St. aller 40 Delegierten von KARO
kleinkariert	0	(0)	40	0	0	0
grau	10	(8,31)	35	350	291	11.640
gestreift	10	(8,35)	20	200	167	6.680
schraffiert	10	(8,40)	5	50	42	1.680
Kontroll-summe			100 x 5	600 = zu hoch	500	20.000

Karo setzt zunächst in Spalte 1 die höchste erlaubte Zahl von 10 W-Stimmen gegen jeden fremden Vorschlag ein. Mit dem Gewicht der Pro-Stimmen multipliziert, ergibt sich eine zu hohe Summe von 600 vorläufigen W-Stimmen. »Karo« hat in der Spalte der endgültigen W-Stimmen alle Werte verhältnisgleich vermindert, um die fremden Anträge weiterhin gleich stark abzulehnen. Rechnet man zurück, so werden nun in der ersten Spalte nur noch endgültige Widerstandswerte von ungefähr (8,35) wirksam; in Klammern deshalb, weil sie vom Stimmberechtigten nicht mehr angeschrieben werden müssen. Die W-Stimmen der gesamten Gruppe ergeben sich durch Multiplikation der endgültigen W-Stimmen des einzelnen Abgeordneten mit der Gruppenstärke, hier also mit 40.

Durch die Begrenzung auf 500 W-Stimmen ist also der endgültige Widerstandswert von 10 auf (8,3) abgesunken. Ähnlich ergeht es den anderen Gruppen mit ihrem Ablehnungsprofil. Interessant ist die Vorgangsweise der »Geradlinigen«. Sie versuchen zuerst wie alle anderen 10 W-Stimmen je Fremdantrag zu vergeben, erkennen dann, dass sie mit 950 beinahe doppelt so viele W-Stimmen verbraucht haben, als ihnen zur Verfügung stehen. Daher halbieren sie ihre vorläufigen W-Stimmen in einer ersten Korrektur und dann, als sich die neue Kontrollsumme als etwas zu niedrig erweist, korrigieren sie nochmals:

Die GERADLIN.	Widerst.-Wert	endgült. Widerst.-Wert	Pro-Stim.	vorl. W-St. je Del.	korr. W-St. je Del.	endgült. W-St. je Del.	W-St. aller 5 Delegierten der GERADL.
kleinkariert	10	(5,28)	40	400	200	211	1.055
grau	10	(5,23)	35	350	175	183	915
gestreift	10	(5,30)	20	200	100	106	530
schraffiert	0	(0)	5	0	0	0	0
Kontrollsumme			100	950 = zu hoch	475	500	2.500

Warum ist die Summe der vorläufigen W-Stimmen der »Geradlinigen« so viel höher ausgefallen als bei »Karo«? Die Antwort: Sie mussten gegen die hohen Gewichte der Pro-Stimmen der größeren Gruppen »ankämpfen«. Die Korrektur ihrer Werte bewirkte, dass auch der endgültige Widerstand, den sie den fremden Vorschlägen nun tatsächlich entgegensetzen können, von 10 auf etwa (5,25) gefallen ist.
Die Delegierten der anderen Gruppen handeln nach demselben Schema. Je nachdem, gegen wie viele Pro-Stimmen sie »ankämpfen« müssen, werden ihre korrigierten endgültigen Widerstandswerte herabgesetzt: für »Elefanten« von 10 auf ca. (7,7) und für »Zebra« auf etwa (6,23)[3].

Wir erkennen damit eine *Rangordnung des Einflusses: Je kleiner die Gruppe, desto kleiner fällt auch der endgültige Widerstandswert aus, den sie den anderen entgegensetzen kann, falls sie alle Vorschläge gleichmäßig ablehnen will.*

Dieses undifferenzierte Konsensierungsverhalten der Gruppen ergibt damit die folgende **Konsensierungstabelle:**

Vorschlag	Pro-Stimmen	W-St. von Karo	W-St. der Elef.	W-St. von Zebra	W-St. der Geradl.	Summe der W-St.	wirksamer Wid.-wert[4]	normierter Widerstands-Wert[5]
kleinkariert	40	0	10.780	5.000	1.055	16.835	420,88	**4,21**
grau	35	11.640	0	4.380	915	16.935	483,86	**4,84**
gestreift	20	6.680	5.355	0	530	12.565	628,25	**6,28**
schraffiert	5	1.680	1.365	620	0	3.665	733,00	**7,33**
Kontrollsumme	100	20.000	17.500	10.000	2.500	50.000		

Wie bei einer demokratischen Abstimmung hat der Antrag der stimmenstärksten Gruppe »Karo« bei diesem Konsensierungsverhalten den geringsten wirksamen Widerstandswert erhalten. Die schwächeren Gruppen haben durch ihr Verhalten der stärksten Gruppe geradezu geholfen. Ganz schön kurzsichtig! Denn es wäre auch anders gegangen:

Sowohl die »Geradlinigen« als auch die »Zebras« lehnen den kleinkarierten Vorschlag entschieden ab, während sich ihre Vorschläge untereinander weitgehend ähneln. Hätten sie dies durch ihre Widerstandswerte ausgedrückt, dann hätten sie sich bei den kleineren Gruppen W-Stimmen einsparen und diese auf den kleinkarierten Vorschlag anhäufen können. Das klügere Verhalten der »Zebras« hätte wie folgt aussehen können:

ZEBRA	Widerst.-Werte von Zebra	endgült. Widerst.-Werte	Pro-Stimmen	vorläufige W-Stimmen je Delegierten	endgültige W-Stimmen je Delegierten	W-St. aller 20 Delegierten von ZEBRA
kleinkariert	10	(10)	40	400	400	8.000
grau	(2,57)	(2,71)	35	90	95	1.900
gestreift	0	(0)	20	0	0	0
schraffiert	2	(1)	5	10	5	100
Kontrollsumme			100	500	500	10.000

Gegen den unerwünschten kleinkarierten Antrag setzen sie den höchsten Widerstandswert 10 ein und verbrauchen dadurch 400 W-Stimmen. Dadurch ordnen sie dem Antrag von Karo nun 8000 W-Stimmen zu. Der schraffierte Antrag kommt ihnen einigermaßen entgegen, weshalb sie ihn nur mit 2 ablehnen, was sie nur 10 W-Stimmen kostet. Nun bleiben noch 90 W-Stimmen, die sie dem grauen Antrag zuordnen können. Als sie erkennen, dass dies nur einen Widerstandswert von (2,57)[6] zur Folge hat, korrigieren sie noch zu Gunsten des schraffierten Antrages.
Wenn Sie sehr genau sein wollen, können Sie anhand der Tabelle im Anhang überprüfen, dass Zebra dem kleinkarierten Antrag früher nur 5000 W-Stimmen zugeordnet hat. Es sind jetzt also um 3000 mehr. Dadurch erhöht sich auch die Gesamtzahl aller W-Stimmen des Antrags um 3000, also vom Wert 16 835 der vorigen Konsensierungstabelle auf 19 835. Sein normierter Widerstandswert steigt damit von 4,21 auf 4,96.[7] Er ist nicht mehr konsensiert, da die graue Alternative einen kleineren Wert aufweist. Das unverändert kurzsichtige Verhalten der anderen Gruppen hat sie angreifbar gemacht, wodurch die relativ schwachen Zebras mit ihrem problemgerechten Konsensierungsverhalten den kleinkarierten Antrag der großen Karo-Gruppe zu Fall gebracht haben!

11. systembedingter Verhaltenseinfluss
Auch Gruppen mit vielen Stimmberechtigten sind vom Stimmverhalten der anderen Gruppen abhängig. Es genügt nicht mehr, sich auf die eigene Stimmenstärke zu verlassen.

Wir werden untersuchen, welche Qualitäten ein Vorschlag haben muss, damit er beim Konsensieren gute Chancen auf Erfolg hat.

HOHES HAUS

Die Sensation ist perfekt! Das Blitzlichtgewitter der Pressefotografen gilt dem Vorsitzenden der »Reformpartei« RFP. Die Pressekonferenz wird von Rundfunk und Fernsehen live übertragen.

Reporter: »Herr Vorsitzender, Ihre Partei stellt nur 5 Prozent der Mandate im Parlament. Dennoch hat sie diesen Konsensierungserfolg errungen. Wie erklären Sie diese Sensation?«

Vorsitzender: »Ich glaube nicht, dass es eine Sensation ist. Unser Erfolg ist vielmehr eine logische Folge der beim Konsensieren geltenden Gesetzmäßigkeiten, die von der ›Partei der großen Einigkeit‹ PGE scheinbar nicht verstanden worden sind.«

Reporter: »Können Sie das genauer erklären?«

Vorsitzender: »Natürlich. Unser Parlament hat 100 Sitze. Wir haben 5 Mandate, die beiden Mittelparteien je 25 und die PGE als stimmenstärkste Partei hat 45. In der Meinung, beim Konsensieren würde ihr Übergewicht Vorteile bringen, hat die PGE versucht, einen Gesetzesantrag durchzudrücken, der weniger dem Gemeinwohl als ihren Machtinteressen gedient hätte. Das ist natürlich von den anderen Parteien durchschaut worden. Der Antrag ist daher bei allen anderen auf Ablehnung gestoßen und mit entsprechend vielen W-Stimmen ausgeschieden.«

Reporter: »Das erklärt aber noch immer nicht den Erfolg Ihrer Partei.«

Vorsitzender: »Nein. Unser Erfolg beruht darauf, dass die beiden Mittelparteien sich zu sehr in Konkurrenz zueinander gesehen haben, um mit ihren Anträgen wirklich aufeinander zugehen zu können. Sie haben dem Antrag der jeweils anderen daher relativ viele W-Stimmen zuteilen müssen und sich so gegenseitig aus dem Rennen genommen.«

Reporter: »Und Ihre Partei hat keine W-Stimmen bekommen?«

Vorsitzender: »Im Wesentlichen nur von der PGE, die unbedingt alle Gegner ausschalten wollte. Mit den beiden Mittelparteien haben wir intensive Gespräche geführt und alles versucht, ihre Wünsche mit unseren eigenen Vorstellungen in Einklang zu bringen. Wie man sieht, ist uns das mit unserem Antrag recht gut gelungen, denn wir haben von beiden nur wenige W-Stimmen erhalten.«

Reporter: »Können Sie uns diese Aussagen anhand der Tabellen, die wir uns jetzt aus dem Online-Konsensierungs-System des Parlaments zuspielen lassen, etwas besser verständlich machen?«

Vorsitzender: »Aber gerne. Betrachten wir zuerst einige Durchschnittswerte. An der folgenden Tabelle können Sie erkennen, dass jeder Abgeordnete seine sämtlichen W-Stimmen verbraucht hat. Daraus können wir ersehen, dass es eine entscheidende Konsensierung gewesen ist.«

Durchschnittlich vergebene Gesamtzahl der W-Stimmen je Abgeordnetem:

Partei	W-Stimmen je Abgeordneten
PGE	500
1. M-Partei	500
2. M-Partei	500
RFP	500

»Dann betrachten wir, wie sich die Abgeordneten jeder Partei im Durchschnitt verhalten haben.«

Durchschnittliches Konsensierungsverhalten jedes Abgeordneten der einzelnen Parteien (endgültige Widerstandswerte):

Vorschlag	W-Wert PGE	W-Wert 1. Mittel-Partei	W-Wert 2. Mittel-Partei	W-Wert RFP
PGE	0	8,33	8,44	8
1. M-Partei	9,8	0	4,6	2,8
2. M-Partei	9,8	4,8	0	2,8
RFP	2	1	1	0

»Dass sich die PGE unbedingt durchsetzen wollte, ohne auf andere Rücksicht zu nehmen, ist an den hohen endgültigen Widerstandswerten in der ersten Spalte zu sehen, die sie vor allem den beiden Mittelparteien zugeordnet hat. Wir konnten beobachten, dass sie zuerst alle anderen mit dem Maximalwert von 10 W-Stimmen ablehnen wollten. Durch die Begrenzung der W-Stimmen auf maximal 500 je Abgeordnetem mussten sie einzelne Vorschläge besser bewerten. Da sie ideologisch besonders gegen die beiden Mittelparteien kämpfen und uns für ungefährlich hielten, haben sie bei den Mittelparteien kaum W-Stimmen weggenommen. Dadurch hat sich der für unseren Vorschlag günstige Widerstandswert 2 ergeben.
Andererseits erkennen Sie an den hohen Widerstandswerten der ersten Zeile, dass der Vorschlag der PGE allgemeine Ablehnung erweckt hat. Wäre die W-Stimmen-Summe nicht begrenzt gewesen, würde dort sicher überall der Widerstandswert 10 stehen. Auch wir wollten dem machtorientierten Antrag der PGE zuerst 10 zuteilen, um unsere totale Ablehnung auszudrücken. Doch das Stimmengewicht der PGE hat sie davor bewahrt, da wir dafür zu viele W-Stimmen gebraucht hätten. Unsere Einstellung zu den Vorschlägen der beiden Mittelparteien haben wir durch moderate 2,8 W-Stimmen ausgedrückt.
In der Tabelle sehen Sie auch, wie sich die beiden Mittelparteien nahezu symmetrisch mit den relativ hohen Widerstandswerten von 4,6 beziehungsweise 4,8 W-Stimmen gegenseitig ablehnen. Das zeigt, was ich früher gesagt habe: Sie sind nicht aufeinander zugegangen.
Unser Gesetzesantrag ist ihnen recht gut entgegengekommen. Wir haben von beiden nur einen endgültigen Widerstandswert von 1 erhalten, was sehr für unseren Antrag spricht.
In der folgenden Tabelle[8] sehen Sie dann die normierten Widerstandswerte der einzelnen Vorschläge.«

Konsensierungsergebnis:

Vorschlag	Normierter Widerstandswert
PGE	4,59
1. M-Partei	5,7
2. M-Partei	5,75
RFP	1,4

»Der normierte Widerstandswert von nur 1,4 W-Stimmen auf unserem Vorschlag ist doch ein sehr überzeugender Erfolg!«

Reporter: »Gut, das sind die nackten Zahlen. Niemand kann das Ausmaß Ihres Erfolges wegdiskutieren. Aber dahinter muss doch irgendein Geheimnis stecken. Ich meine jetzt nicht das Spiel mit Zahlen, sondern eine Strategie.«

Vorsitzender: »Sie haben schon Recht. Wir geben uns nicht mit Zahlenspielereien ab, sondern mit der Brauchbarkeit unserer Vorschläge. Unsere Strategie ist wirklich kein Geheimnis. Sie werden sehen, dass die anderen Parteien unser Erfolgsrezept übernehmen werden, sobald sie es durchschauen.«

Reporter: »Welches Rezept?«

Vorsitzender: »Wir gehen nicht mit irgendeinem Vorschlag ins Parlament, den sich einige ideologisch fixierte Funktionäre ausgedacht haben. Unser erster Vorschlag ist bereits das Ergebnis einer parteiinternen Konsensierung. Auch dann, in den Arbeitsausschüssen, erkunden wir die Vorstellungen der anderen Parteien und versuchen ihnen entgegenzukommen, so weit es uns möglich ist. Das alles stellen wir parteiintern nochmals zur Diskussion und wiederholen gegebenenfalls die gesamte Konsensierung. Das klingt sehr zeitaufwändig, ist es aber nicht, weil wir uns dank des Konsensierens nicht in endlosen Streitgesprächen verlieren. Der Aufwand dafür ist erstaunlich gering und der Erfolg gibt uns Recht.«

Reporter: »Die Verantwortlichen der PGE versuchen jetzt das Entscheidungsverfahren für ihre Niederlage verantwortlich zu machen. Sie würden es gerne wieder abschaffen, wenn sie die Mittelparteien dafür gewinnen könnten. Konsensieren sei ein Lotteriespiel, niemand könne vorhersagen, was dabei herauskomme. Was sagen Sie dazu?«

Vorsitzender: »Die Führung der PGE wird mit solchen Ausflüchten bald vorsichtiger werden. Sie sollte den Wissensstand der Bevölkerung und deren Widerwillen gegen Machtspielereien nicht unterschätzen. Konsensieren setzt sich bereits in vielen Kreisen der Bevölkerung durch. Wahr ist vielmehr, dass die PGE unsere Argumente nicht einmal anhören wollte, weil sie uns als Kleinstpartei nicht ernst genommen hat. Es ist ihre eigene selbstgefällige Überheblichkeit, die ihr diesen Streich gespielt hat.«

Reporter: »Herr Vorsitzender, wir danken für das Gespräch. Sie stimmen auch mich sehr nachdenklich.«

Vorsitzender: »Lassen Sie mich noch eine abschließende Bemerkung machen. Aus meiner Sicht ist die eigentliche Sensation nicht der Ausgang dieser Konsensierung, sondern dass eine Partei glaubt, mit einem machtorientierten Vorschlag dabei Erfolg haben zu können. Das ist kaum nachvollziehbar – das hat misslingen müssen!«

Hier verlassen wir die Pressekonferenz und fassen zusammen. Das Verhalten und das Schicksal der PGE zeigt uns eine weitere Gesetzmäßigkeit:

12. systembedingter Verhaltenseinfluss
Nicht Machtkämpfer oder Machtgruppen setzen sich durch, sondern jene, deren Vorschläge die gemeinsamen Anliegen am besten vertreten. Nicht das Gegeneinander wird beim Konsensieren gefördert, sondern der Versuch, die anderen zu verstehen und auf deren Bedürfnisse einzugehen. Konsensieren fördert das Miteinander, den verantwortungsbewussten Umgang mit den Wünschen und Bedürfnissen der anderen und das Streben nach dem Gemeinschaftswohl.

Der Erfolg der RFP zeigt aber noch etwas anderes sehr deutlich:

13. systembedingter Verhaltenseinfluss
Die Kunst, in einer Konsensierung einen Antrag durchzubringen, besteht darin, den Antrag so zu entwerfen, dass er die eigenen Interessen vertritt und dabei gleichzeitig den Bedürfnissen der Andersdenkenden bestmöglich entgegenkommt. Je besser dies gelingt, umso größer sind die Chancen des Antrags auf Konsensierung.

Und weiters:

14. systembedingter Verhaltenseinfluss
Beim Konsensieren sind die Mehrheitsverhältnisse im Konsensierungsgremium von untergeordneter Bedeutung. Es ist für Gruppierungen *jeder* Größe sinnvoll und Erfolg versprechend, sachlich gute Lösungsvorschläge für die anstehenden Probleme zu entwickeln und einzubringen. Ein Ergebnis, das nicht hoch genug eingeschätzt werden kann: *Auch Minderheiten werden zu einem gestaltenden Faktor im Gremium.*

In einem Punkt müssen wir die Aussage des Vorsitzenden der RFP allerdings eingrenzen. Wenn eine Partei die *absolute* Mehrheit hat, kann sie *jeden* Vorschlag durchsetzen. Ohne zusätzliche Ergänzung des Verfahrens

ist damit die Grenze des Konsensierens erreicht. Denn wieder wäre es möglich, sich nur auf Grund von Stimmenstärke über alle Bedenken der anderen hinwegzusetzen.
In Demokratien mit Verhältniswahlrecht sind absolute Mehrheiten aber auch heute schon eine Seltenheit. Dies wird umso mehr gelten, wenn in den Parlamenten konsensiert wird. Absolute Mehrheiten wollen wir daher hier nicht betrachten, sondern werden dies später nachholen. Unter dieser Annahme können wir Folgendes formulieren:
Mit der Konsensierung steht wahrscheinlich erstmals ein wirksames Entscheidungsinstrument zur Verfügung, das sich aus systemischen Gründen dem Machtgebrauch entzieht. Kein Einzelner und auch keine Gruppe unter den Stimmberechtigten kann sicher sein sich durchzusetzen. Beim Konsensieren hat niemand die »Macht«, den eigenen Willen mit Sicherheit als endgültige Entscheidung durchzudrücken. In diesem Sinne können wir festhalten:

Die Konsensierung ist eine Entscheidungsmethode, ohne gleichzeitig ein Machtinstrument zu sein!

III. Teil

Das SK-Prinzip

DIE LEIDIGEN TERMINE

Nach diesem Ausflug in die hohe Politik kehren wir nun zu weitaus harmloseren Alltagssituationen zurück.
Wer ist noch nicht vor dem Problem gestanden, einen Termin für mehrere oder auch viele Personen finden zu müssen, der für alle annehmbar wäre. Wahrscheinlich sind manche von uns auch schon daran gescheitert. Es ist ein wahres Kunststück, den bestmöglichen Kompromiss herauszufinden.
Wir werden zeigen, dass sich Konsensieren gerade für solche Fälle als idealer Problemlöser erweist.

Betrachten wir dazu ein Beispiel aus dem Alltag: Eine Gruppe von Freunden möchte sich einmal wöchentlich zu einem Kegelabend treffen. Die Frage ist: An welchem Tag? Die möglichen Alternativen – die einzelnen Wochentage – sind durch die äußeren Umstände vorgegeben. Jede Person kann mehrere Wochentage vorschlagen.
Würde man demokratisch darüber abstimmen, wer an welchem Tag kegeln möchte, dann bekäme im Normalfall einer der Tage die Mehrheit. Wenn die Gruppe Pech hat, verteilen sich die Terminwünsche relativ gleichmäßig auf alle sieben Wochentage. Hat eine Gruppe dabei etwas mehr als ein Siebentel der Stimmen, so hat sie die anderen überstimmt, auch wenn beinahe sechs Siebentel der Freunde an diesem Tag überhaupt keine Zeit haben und absolut gegen diesen Tag sind. Sie haben das aber im demokratischen Abstimmungsverfahren in keiner Weise ausdrücken können. Würde die Gruppe dieses Ergebnis kritiklos anerkennen, könnte sich nur ein kleines Häuflein der Freunde am gewählten Wochentag treffen und die anderen müssten entweder auf das gemeinsame Kegeln verzichten oder könnten einen anderen Tag für eine Gegenveranstaltung wählen und damit die Freundesgruppe spalten.
In der Realität ist man sich dieser Schwäche der demokratischen Abstimmung, wenn auch zumeist unausgesprochen, durchaus bewusst. Man würde an das Terminproblem kaum auf diese Art herangehen, sondern eher die einzelnen Wochentage durchfragen:
»Wer hat am Montag Zeit?«
»Wer hat am Dienstag Zeit?«

Und so weiter.
Da manche nicht nur an ihrem Wunschtermin, sondern an mehreren Tagen Zeit haben, verändert sich das Ergebnis ziemlich sicher.
Wenn man dann den Tag, an dem die meisten Zeit haben, als endgültigen Termin des Kegelabends festlegt, ist der Missmut jener zu erwarten, die *auch* gerne kegeln würden, aber gerade an diesem Tag nicht können. Daher wäre es besser gewesen, zu fragen, wer an welchen Tagen *keine* Zeit hat. Der Tag, an dem die wenigsten verhindert sind, würde dann als »konsensiert« angesehen werden. Denn in der Tat scheint es eine bessere Lösung nicht zu geben.

Wir haben den so herausgefundenen Tag zwar als »konsensiert« bezeichnet, doch kommt unser Konsensieren den Bedürfnissen noch besser entgegen. Im Gegensatz zur obigen Fragestellung können die Freunde ihre Ablehnung nämlich *abgestuft* ausdrücken. Jeder Tag, an dem einer der Freunde Zeit hat, hätte von ihm einen geringen Widerstandswert erhalten. Der Tag an dem die meisten Zeit haben, hätte also die wenigsten W-Stimmen bekommen.

Diese Überlegungen erweisen sich bei Terminen im realen Berufsleben als überaus wichtig. Für einen Koordinator werden nämlich schon bei wenigen Personen die einzelnen Terminwünsche und Beweggründe unüberblickbar. Das scheinbar einfache Problem ist in Wahrheit durchaus komplex. Da es zusätzlich um individuelle Bedürfnisse geht, die kaum gegeneinander abzuwägen sind, bedarf es dieses feinsinnigen Instruments, um den optimalen Termin zu finden.

Kehren wir trotzdem zu unserem Beispiel zurück. Die Frage an die Freunde hätte eigentlich lauten müssen: »Wer glaubt, sich auf lange Zeit jeden Montag für den gemeinsamen Kegelabend freihalten zu können und auch zu wollen?«, »Am Dienstag?«, »Am Mittwoch?« usw. Das Ergebnis solcher Abstimmungen hängt, wie hier wieder zu sehen ist, sehr stark von der Fragestellung ab!
Nicht so beim Konsensieren! Weil in den W-Stimmen jede Art von Motiven zum Ausdruck kommt, sind alle erdenklichen Fragestellungen in den Widerstandswerten bereits mitberücksichtigt. Daher genügt der einfache Sachverhalt ohne einen versteckten Appell an die Ausdauer der Beteiligten. Zum Beispiel könnte die einfache Frage an die Freunde ausreichen: »Wöchentlicher Kegelabend, an welchem Wochentag?« Weder die Zahl der Personen, noch die Art der persönlichen Motive verändern das Ver-

fahren. Es werden die Pro-Stimmen ermittelt, die W-Stimmen verteilt, die Konsensierungstabelle erstellt und ausgewertet – und das Ergebnis ist der Tag, der von der Gruppe am leichtesten als Termin akzeptiert wird und daher auch am ehesten von ihnen über lange Zeit wahrgenommen werden wird.

15. systembedingter Verhaltenseinfluss

Konsensieren liefert unter den gegebenen Umständen und Befindlichkeiten der Personen jenes Ergebnis, das für die ganze Gruppe das beste ist, *ohne von den Feinheiten der verwendeten Fragestellung abhängig zu sein.* Wenn die Stimmberechtigten ihre W-Stimmen verteilen, ist es völlig unerheblich, aus welchem Grund sie dies tun. Sie drücken damit die subjektive Wirkung der zur Wahl stehenden Alternativen auf sich selbst aus – und nur diese ist wichtig ...

SCHWARZ ODER WEISS

Kleine Ursachen, große Wirkung!
Ein junges unverheiratetes Paar plant eine gemeinsame Abendunterhaltung. Er würde lieber ins Kino gehen, sie in die Disco. Damit stoßen wir wieder auf ein einfaches Problem, bei dem mit der demokratischen Abstimmung nichts auszurichten ist. Die gemeinsame Unternehmung wird zur Frage: »Wer lässt sich umstimmen?«
Es wird konsensiert. Jeder darf höchstens 10 W-Stimmen vergeben, da es zwei Vorschläge gibt.

	er	**sie**	W-Stimmen
Disco	8	0	**8**
Kino	2	10	**12**
W-Stimmen	**10**	**10**	20

Wir werden das Konsensierungsverhalten dieses Paares noch genauer untersuchen. Auf alle Fälle gilt die Disco als angenommen. Bemerkenswert daran ist, dass das Paar beim Konsensieren ohne Strategie auskommt

- ohne unterschwellige Vorwürfe (»Wir sind schon so lange nicht mehr tanzen gewesen.«),
- ohne versteckten Machtkampf (»Das letzte Mal habe ich nachgegeben!«),
- ohne langes Feilschen (»Wir gehen zwar heute in die Disco, aber dafür nächstes Wochenende ins Kino.«),
- ohne kindliches Schmeicheln (»Bitte, bitte, bitte!«).

Gefragt ist nämlich nur eine klare, ehrliche Aussage über die eigenen Wünsche. Natürlich soll es nicht Aufgabe des Verfahrens sein, menschliche Reaktionen zu verhindern oder das klärende Gespräch zu ersetzen. Doch es entsteht *vorweg* ein deutliches Bild über die gemeinsame Interessenslage, die sich aus den unterschiedlichen, oft sogar geheimsten Motiven ergibt. Konsensieren kann ein mögliches Konfliktpotenzial sichtbar machen, noch bevor der Konflikt ausgebrochen ist. Damit ist auch die Chance verbunden, den Konflikt – selbst unter weniger gutwilligen Personen – überflüssig zu machen, denn die Entscheidungsgrundlage liegt ja bereits auf Grund der quantifizierten Ablehnungswerte vor.

Falls im Beispiel beide Partner mit dem Konsensieren als Entscheidungsinstrument wirklich vertraut gewesen sind, stimmt obige Tabelle allerdings bedenklich: Beide haben nämlich eine hohe Zahl an W-Stimmen gegen den Vorschlag des anderen eingesetzt. Dadurch entsteht das hohe Ablehnungspotenzial von 8 W-Stimmen gegen die schließlich konsensierte Disco. Es bedeutet, dass die Disco zwar angenommen ist – weil das Kino ja 12 W-Stimmen erhalten hat –, dass sie aber noch immer viel Abwehr erregt.
Wenn das Paar in einer vorhergehenden Diskussion über die gemeinsame Abendgestaltung alle anderen Möglichkeiten außer Kino und Disco als noch weniger interessant schon verworfen hat, stellt sich die Frage, wie gern es seine Abende überhaupt noch gemeinsam verbringt.
Jemand, der das Maximum der W-Stimmen dem einzigen Vorschlag seines Partners zuteilt, dokumentiert damit seine kompromisslose Einstellung: Ein gemeinsamer Abend mit dem anderen ist dann nämlich nur erträglich, wenn der eigene Vorschlag durchgesetzt wird. Oder anders ausgedrückt: Lieber kein gemeinsamer Abend als einer mit der unerwünschten Alternative des anderen.
»Ihr« Konsensierungsverhalten zeigt das eben ausgeführte Motiv.
»Sein« Konsensierungsverhalten deutet an, dass auch der gemeinsame Kinobesuch noch einiges an Vorbehalten in ihm wach ruft. Keine der beiden Alternativen bereitet auch nur einem der beiden Partner vorbehaltlose Freude. Das »Gruppenstimmungsbild« spricht dafür, dass die Freude am Beisammensein sich in Grenzen hält. Vielleicht sollten die beiden nach einer Alternative suchen, die sie mehr zueinander führt!
Ein Paar mit viel Freude aneinander hätte vielleicht so konsensiert:

	er	**sie**	W-Stimmen
Disco	3	0	**3**
Kino	0	4	**4**
Summen	**3**	**4**	7

»Er« tanzt nicht gern, würde aber gerne den Abend mit ihr verbringen.
»Sie« teilt seine Vorliebe für spannende Thriller nicht, würde aber notfalls nachgeben.

Damit wäre den Vorlieben der beiden Partner Rechnung getragen und die Freude an der Gegenwart des anderen in den vorsichtig vergebenen W-Stimmen zum Ausdruck gekommen.

16. systembedingter Verhaltenseinfluss

Auch wenn nur zwei Alternativen vorliegen und/oder nur zwei Abstimmende sich einigen wollen,

- bringt Konsensieren Ergebnisse, wo die demokratische Mehrheitsabstimmung versagt,
- liefert Konsensieren durch die Höhe der Widerstandswerte der einzelnen Partner eine differenzierte Aussage über das »Gruppenstimmungsbild«.

Wenn nur *zwei* Alternativen vorliegen und die Abstimmenden *nicht* das gemeinsame Wohl im Auge haben, sondern vor allem die eigenen Interessen, werden sie den Vorschlag, der ihnen weniger nützt, maximal ablehnen. Die Konsensierung erzeugt dann so etwas wie das Negativbild einer demokratischen Mehrheitsabstimmung und ergibt selbstverständlich dasselbe Ergebnis wie diese: Der Vorschlag, der in der demokratischen Abstimmung die meisten Pro-Stimmen erhalten hätte, erfährt beim Konsensieren die geringste Ablehnung, und derjenige, der in der Abstimmung unterlegen wäre, erhält die höhere Anzahl der W-Stimmen. *Dennoch ist Konsensieren auch dann noch aussagekräftiger als die demokratische Abstimmung, weil es auch das Gruppenstimmungsbild liefert.*
Es ist uns wichtig, hier nochmals zu betonen, *dass das Konsensieren seine Kraft vor allem dann entfaltet, wenn mehr als zwei Alternativen vorliegen.* Besonders in kritischen Fällen sollte man stets darauf achten. Dass die Hinzunahme einer dritten Alternative das Konsensierungsverhalten der Abstimmenden entscheidend beeinflusst, ist offensichtlich: Vielleicht hätte der Besuch einer Wellnessoase mit Schwimmbad, Sauna und Solarium von unserem Pärchen 0 W-Stimmen bekommen …
Hier behaupten wir zunächst einmal frei heraus: Probleme oder Situationen, die nur zwei gegensätzliche Lösungsalternativen zulassen, sind äußerst selten. Dass sie in der heutigen Welt so häufig aufzutreten scheinen, liegt am Machtdenken, am Machtanspruch, welcher das Bild der Wirklichkeit auf die Alternativen *»dafür«* oder *»dagegen«* reduziert: Machthaber sind zumeist nicht an einer differenzierten Betrachtung der Wirklichkeit interessiert, sondern vor allem an dem, was ihre Macht stärkt oder die Macht der Gegenspieler schwächt. *Machthaber neigen zu einer vereinfachten Schwarz-Weiß-Darstellung der Welt.*

Wir wagen jetzt den Sprung vom harmlosen Alltagsbeispiel zu einem der erschreckendsten Probleme unserer Zeit, in dem die Machtpolitik seit Jahrzehnten versagt und unendliches Leid verursacht – dem *Israel-Palästina-Problem.*

Die Führung Israels und die der Palästinenser vertreten unvereinbare Standpunkte – keine Lösung ist in Sicht. Wir stellen uns die Frage: »Ist das ein Abbild der Wirklichkeit?« Und wir geben die Antwort ohne Zögern: »Sie ist es nicht!« Denn das Spektrum der Meinungen sowohl im Palästinenserlager als auch in Israel reicht von der extremen Mischung aus Angst und Hass bis zur toleranten Bereitschaft, die Spirale der Gewalt zu beenden und die Basis für ein friedliches Miteinander zu suchen. Gibt es doch eine Vielzahl von Friedensinitiativen sowohl auf israelischer als auch auf palästinensischer Seite. Wenn man nun Vertreter aller dieser Gruppen in den Verhandlungsprozess einbinden beziehungsweise deren Lösungsvorschläge als Alternativen zulassen würde, hätte man eine Lösungsvielfalt, über die konsensiert werden könnte.

Würden dann die Pro- und W-Stimmen proportional zur Stärke der vertretenen Gruppen vergeben, so erhielte man ein Gruppenstimmungsbild der gesamten Bevölkerung, das die Wirklichkeit viel genauer abbilden würde als die unversöhnlichen Standpunkte extremistischer Gruppen und die unverhohlen menschenverachtende Machtpolitik von Führungen, die sich gar nicht einigen, sondern gegenseitig *vernichten wollen.*

Und wir behaupten nochmals frei heraus, dass *dieses andere Bild der Wirklichkeit* wesentlich mehr Ansatzpunkte zur Lösung des Konflikts liefern würde. Wie der Abschnitt über *dynamisches Konsensieren* zeigen wird, wäre dies der erste Schritt, den Einfluss der Extremisten zu reduzieren und so zu einem wesentlich aussichtsreicheren Friedensprozess zu gelangen …

17. systembedingter Verhaltenseinfluss

*Der große Vorteil des Konsensierens, eine Lösungs**vielfalt** verarbeiten zu können, erlaubt es, die vielfältige Sicht der Betroffenen in einem ganzheitlichen Entscheidungsprozess zu berücksichtigen. Das kann zu Lösungen führen, die dem vereinfachenden Schwarz-Weiß des Machtdenkens nicht zugänglich sind.* Darin zeigt sich die ganze Spannweite des Konsensierens: Sie reicht von der kleinsten Gruppe von zwei Menschen mit nur zwei Lösungsvorschlägen bis zu den größten ungelösten Problemen der Weltpolitik.

WARUM ES FUNKTIONIERT

Ein Bild soll uns helfen, die Wirkungsweise des Konsensierens zu veranschaulichen: Nehmen wir an, es gäbe ein Problem in einer Gemeinschaft. Das Rechteck in Abb. 1 soll eine Kiste darstellen, die sämtliche möglichen Lösungen unseres Problems enthält. Zwei bevorzugte Lösungen des Problems zeichnen wir als Kreisflächen im Rechteck der Lösungskiste ein: Die Mitglieder von Gruppe A möchten »Traumlösung A«, die Mitglieder von Gruppe B möchten »Traumlösung B«.

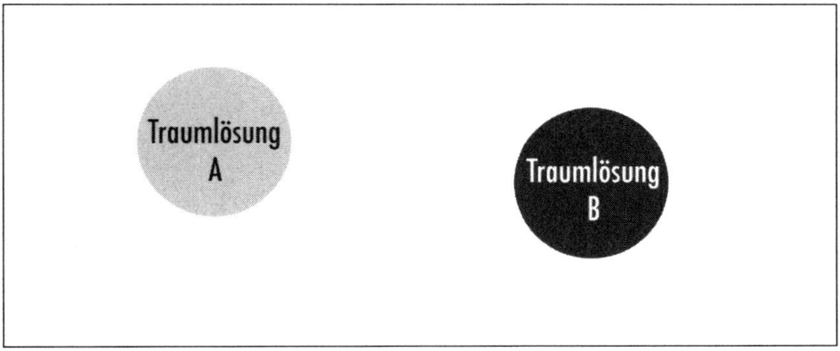

Abb. 1

Wird demokratisch abgestimmt, setzt sich die stimmenstärkere Gruppe – zum Beispiel Gruppe A – durch, Gruppe B ist enttäuschter Verlierer.
Betrachten wir nun dieselbe Situation etwas genauer. Wir sehen es oft: Neben der Lösung, die jede Gruppe wirklich will, gibt es eine Zahl von Alternativen, mit der die Gruppe einigermaßen zufrieden leben könnte, ohne dadurch beeinträchtigt oder unzufrieden zu sein. In unserer Grafik würden diese Lösungen für jede Gruppe einen »Zufriedenheitsbereich«, sprich: einen Bereich um die gewünschte Lösung, bilden, welcher diese Alternativen enthält, die von der jeweiligen Gruppe zwar nicht gewünscht, aber doch anerkannt werden können (siehe Abb. 2). Je weiter diese Lösungen von der gewünschten entfernt dargestellt sind, desto weniger seien sie erwünscht, am äußersten Rand sind sie gerade noch annehmbar.

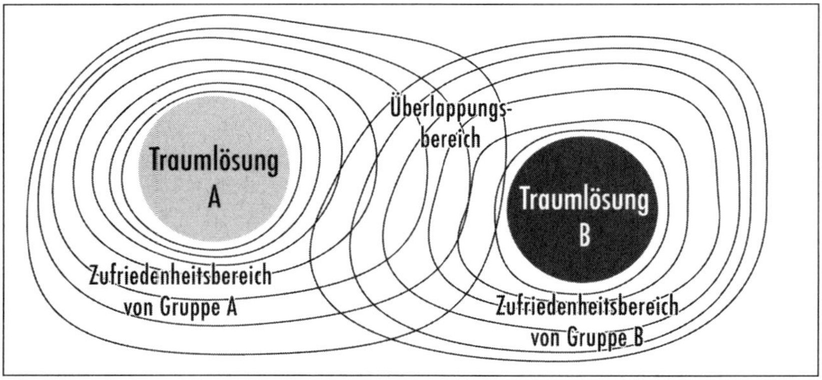

Abb. 2

Wie Sie sehen, liegt »Traumlösung A« außerhalb des Zufriedenheitsbereichs von Gruppe B und umgekehrt. Dadurch wird die Verärgerung der einen Gruppe verständlich, wenn die »Traumlösung« der anderen angenommen wird.

Man kann leicht nachempfinden, dass die Zufriedenheitsbereiche im Allgemeinen größer sind als die wirklichen Traumlösungen der einzelnen Gruppen. Denken wir an den »Familien-Mittagstisch«: Vater möchte Pizza, mag auch den Fitnessteller. Das heißt, die Pizza wäre die Traumlösung, der Fitnessteller liegt im Zufriedenheitsbereich. In günstigen Fällen werden sich die Zufriedenheitsbereiche aller Gruppen überlappen. *Auf diesem Überlappungsbereich baut die Konsensierung auf!* In ihm liegen die Lösungen, die durch Konsensieren gefunden werden können. Sofern sich die Zufriedenheitsbereiche wirklich überlappen, werden die beteiligten Gruppen wahrscheinlich leicht eine für alle zufrieden stellende Lösung finden. Und zwar effizient und ohne langwieriges Gegeneinander, meist sogar in einem einzigen Durchgang (auf den Fall, dass sich die Zufriedenheitsbereiche der einzelnen Gruppen nicht überlappen, kommen wir später zurück).

Daraus folgt, dass sich jede Gruppe bemühen muss, den Zufriedenheitsbereich der anderen auszuloten und die eigenen Vorschläge im Überlappungsbereich anzulegen. Denn es geht nicht nur darum, *irgendeine* Lösung im Überlappungsbereich zu finden. Sondern diejenige Lösung hat die größten Chancen, angenommen zu werden, die sozusagen im »Schwerpunkt« des Überlappungsbereiches liegt. Dabei wird dieser Schwerpunkt durch die Pro-Stimmen beeinflusst: Je mehr Mitglieder eine Interessensgruppe hat, desto »gewichtiger« wirken ihre Wünsche bzw. ih-

re Ablehnung. Sie zieht damit den Schwerpunkt näher zum Zentrum ihres Zufriedenheitsbereiches, d. h. an ihre Wunschlösung, heran.
Wir sehen: Beim Konsensieren wird versucht, das Unbehagen mit der konsensierten Lösung zu minimieren, indem eine Lösung innerhalb der Überlagerung der Zufriedenheitsbereiche sämtlicher Gruppen gesucht wird. Dabei wird gleichzeitig die Zufriedenheit maximiert, indem stärkere Gruppen die konsensierte Lösung in Richtung ihrer Wunschlösung zu ziehen vermögen.
Wie wir in den vorigen Kapiteln gezeigt haben, müssen stärkere Gruppen dabei aber äußerst rücksichtsvoll mit den schwächeren umgehen (siehe zum Beispiel das Kapitel »Kleinkariert«). Denn eine starke Gruppe kann zwar den Schwerpunkt des Überlagerungsbereiches näher zu ihrer Wunschlösung heranziehen, doch wenn sie zu weit geht, indem sie einen Vorschlag einbringt, der zu fern vom gemeinsamen Interessenschwerpunkt aller liegt, dann nützt all ihre Gruppenstärke nichts mehr und der Vorschlag einer der schwächeren Gruppen wird konsensiert (siehe Abb. 3).

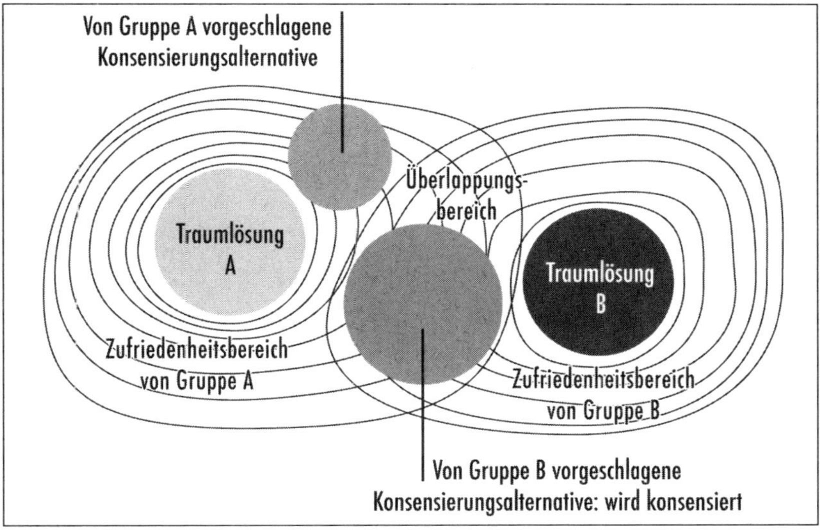

Abb. 3

Sind Sie ein optischer Typ? Dann bitten wir Sie, jetzt noch einmal Abb. 1 zu betrachten. Sie stellt die Welt des demokratischen Abstimmungsmechanismus dar. Ist sie nicht karg und dürftig, verglichen mit der Welt der Konsensierung laut Abb. 3? Auch rein optisch erhalten Sie dadurch ein

Gefühl für die Reduktion, die *das demokratische Mehrheitsprinzip* in der westlichen Welt verursacht. Es *reduziert auf wenige Möglichkeiten, auf das Entweder-oder, auf Schwarz oder Weiß, Rot oder Blau, und lässt die Umgebung, ihre feinen Abstufungen und Schattierungen, das Verbindende und Gemeinsame völlig unberücksichtigt.* Wir begegnen hier wieder der Reduktion der Welt, die wir bereits im letzten Kapitel als Folge des machtgerichteten Schwarz-Weiß-Denkens kennen gelernt haben. Die Konsensierung dagegen berücksichtigt die Vielfalt dieser Welt und findet dadurch auch dort noch eine Vielzahl von Ansatzpunkten, wo der demokratische Abstimmungsmechanismus nur gähnende Leere erzeugt (siehe Abb. 1).

Wenn sich die Zufriedenheitsbereiche nicht überlappen, zeigt dies, dass sich unvereinbare Interessen gegenüberstehen – oder im Extremfall sogar unversöhnliche Feinde. In solchen Fällen empfiehlt es sich, neue Gesichtspunkte ins Spiel zu bringen, da sich dadurch die Zufriedenheitsbereiche verändern und neue Überlappungsgebiete ergeben können. Diese Vorgangsweise kann im Sinne eines dynamischen Prozesses fortgesetzt werden, solange sich Annäherung ergibt. Dies werden wir im Kapitel über dynamisches Konsensieren genauer ausführen. Hier sind wir mit dieser optischen Darstellung einstweilen zufrieden und wollen nun in den prinzipiellen Kern des Konsensierens eindringen.

DAS SK-PRINZIP

Kennen Sie jemanden, der keine Schwierigkeiten hat, wenn er in einer Auseinandersetzung seinem »Gegner« auch einmal Anerkennung aussprechen soll? Er wäre ein äußerst seltenes Exemplar in der heutigen Gesellschaft. Für vermeintliche und wirkliche Gegner, die gezwungen sind, schwerwiegende Interessenskonflikte auszutragen, ist es viel leichter, Ablehnung gegnerischer Vorschläge auszudrücken als dem anderen auch nur die geringste Anerkennung zuteil werden zu lassen. Wahrscheinlich haben auch Sie schon derartige Situationen erlebt und erinnern sich an das nahe liegende Verhalten, keine Positionen leichtfertig aufzugeben.

Wenn Sie es ausprobieren, werden Sie wahrscheinlich mit Staunen selbst erleben: Beim Konsensieren ist alles anders! Das haben wir in den vorhergehenden Beispielen herausgearbeitet. ***Konsensieren bewirkt eine totale Verhaltensumkehr.*** Grund dafür ist ein hinter dem Konsensieren wirksames Prinzip. Wir nennen es das »Systemische Konsensprinzip« oder kurz »SK-Prinzip«.

Das Systemische Konsensprinzip verbindet Menschen, die gemeinsam entscheiden wollen, indem sie bei der Problemlösung und Entscheidung das Konfliktpotenzial minimieren. Dadurch entsteht ein Konflikt auflösendes Verhalten, dem sich die Beteiligten nicht entziehen können:

1. Der systemische Zwang zur eingehenden Bewertung aller Alternativen
Beim Konsensieren wird das *Ausmaß der Ablehnung*, das jeder Abstimmende auf die zur Wahl stehenden Vorschläge verteilen kann, durch eine beschränkte Anzahl von W-Stimmen *begrenzt.* Kein Abstimmender kann beliebig viele Alternativen total ablehnen: *Er wird gezwungen, seine Ablehnung wohl überlegt zu verteilen,* wenn er nicht riskieren will, dass er ungewollt eine ihm unangenehme Lösung unterstützt. Daher muss er sich mit allen vorliegenden Vorschlägen eingehend auseinander setzen, um sie für die gezielte Vergabe seiner W-Stimmen genau zu bewerten.

2. Die systemische Abschirmung der Entscheidungen gegen Machteinflüsse
Das Verfahren berücksichtigt sowohl die Zustimmung von Vorschlägen

durch Pro-Stimmen als auch die Ablehnung durch W-Stimmen. Wie wir es von demokratischen Mehrheitsabstimmungen kennen, könnte die stimmenstärkste Gruppe durch Pro-Stimmen – ohne Rücksicht auf andere – ihre gesamte Stimmenstärke auf ihre eigene Lösung konzentrieren und dieser dadurch zum »Sieg« verhelfen. Werden dagegen auch W-Stimmen verwendet, so kann sie ihr W-Stimmengewicht *nicht zu ihrem Vorteil* einsetzen, sie kann für sich selbst *nicht mehr* tun als alle anderen auch, nämlich sich selbst null W-Stimmen zuordnen. Diese muss sie wohl überlegt auf *alle* Gegenvorschläge verteilen. Ihre W-Stimmenstärke wird dadurch zersplittert. Außerdem unterliegt ihr eigener Vorschlag auch der Bewertung durch alle anderen. Daher kann auch sie nur hoffen, dass ihre Lösung auf Zustimmung stößt und möglichst wenig W-Stimmen von den Mitbewerbern erhält. Ihr Vorschlag hat zwar den Vorteil eines hohen Pro-Stimmen-Gewichtes, doch die Bewertung durch die W-Stimmen der anderen kann diesen Vorteil aufheben. Auch die mächtigste Gruppe muss wie alle anderen danach streben, möglichst wenig Ablehnung hervorzurufen. *Das SK-Prinzip wirkt bei der Auswahl der Lösung als Schirm gegen den Einfluss der Macht!*

3. Die systemische Aufwertung von Minderheiten

Ein Verfahren, welches den Widerstand minimiert, baut systemisch auf ganz anderen Voraussetzungen auf und erzeugt daher ganz andere Wirkungen als eines, das nur die Zustimmung maximiert. Für ein Maximum sind nämlich viele Stimmen nötig, sodass eine Einzelstimme nur wenig wiegt. Ist man dagegen gezwungen, ein Minimum zu erreichen, um nicht unterboten zu werden, wiegt jede Einzelstimme natürlich viel. *Der Einzelne bzw. Minderheiten werden daher beim Minimum-Verfahren genau beachtet, also aufgewertet, und erhalten die Einflussmöglichkeiten,* die wir in den vorhergehenden Kapiteln herausgearbeitet haben und *die beim reinen Zustimmungs-Verfahren nicht wirksam werden können.*

4. Die systemisch bedingte Verhaltensumkehr

Beim Konsensieren wird jener Lösungsvorschlag herausgefiltert, der den minimalen wirksamen Widerstandswert erhalten hat. Jeder Teilnehmer, der seine Interessen durchsetzen will, wird daher alles daransetzen müssen, dass *sein* Vorschlag derjenige ist, der möglichst wenig Ablehnung erfährt. Er wird daher versuchen müssen die Interessenslage der andern Abstimmenden zu erkunden und er wird all seine Kreativität einsetzen müssen, um deren Bedürfnisse in seinem Vorschlag so gut wie möglich zu berücksichtigen. Diese totale Verhaltensumkehr gegenüber der heute vorherrschenden Verhandlungstaktik lautet in anderen Worten: *Statt so wenig wie möglich nachzugeben, bemühen sich die Beteiligten, einander so weit wie möglich entgegenzukommen.* Daraus ergibt sich die Kraft des SK-Prinzips, die Konfliktenergie von Auseinandersetzungen in gedeihliche Bahnen zu lenken. Sie entsteht nicht durch ohnehin unwirksame Appelle an Moral oder gemeinnütziges Denken, sondern durch den *systembedingten Zwang, bei Interessenskonflikten konsensfähige Lösungen anzubieten.*

5. Die Minimierung des Konfliktpotenzials

Wenn sich in einer demokratischen Abstimmung die Mehrheit durchgesetzt hat, ist es formal völlig bedeutungslos, ob die überstimmte Minderheit mit 49 % oder mit nur 10 % unterlegen ist. Es ist weiterhin formal völlig bedeutungslos, ob die angenommene Alternative bei den Betroffenen der überstimmten Minderheit nur leichtes Unbehagen erzeugt oder diese sogar bis in ihre Existenzfähigkeit gefährdet. Die Zustimmung der Mehrheit sagt nichts über das Ausmaß der Ablehnung durch die Minderheiten aus. Erst durch deren Drohung mit Kampfmaßnahmen oder durch menschliche Katastrophen wird die wahre Größenordnung des Konfliktpotenzials sichtbar. Also erst dann, wenn Entscheidungen bereits getroffen wurden oder knapp bevorstehen.

Die W-Stimmen haben demnach die wichtige Aufgabe, das Konfliktpotenzial frühzeitig sichtbar zu machen und zu quantifizieren, damit die Lösung mit dem minimalen Konfliktpotenzial herausgefiltert werden kann. Das Bestreben, Lösungen zu finden, die wenig Ablehnung erfahren, verleiht dem Konsensieren seine Konflikt auflösende Kraft, der sich niemand entziehen kann.

6. Die Auflösung emotionaler Blockaden

Wer die menschliche Seele kennt, notiert mit Freude, dass beim Konsensieren *niemand* seine Interessen zu verleugnen braucht oder gezwungen ist, dem Gegenspieler Anerkennung auszudrücken. Wenn der Stimmberechtigte manchem Vorschlag mehr, manchem weniger W-Stimmen zuteilt, kann er dabei stets bei seinem Gefühl der Ablehnung bleiben und ist keinerlei moralischem oder psychischem Druck ausgesetzt, in irgendeiner Hinsicht zu »loben« oder »nachzugeben«, wo er doch eigentlich »abwehren« und »sich durchsetzen« möchte. *Die W-Stimmenvergabe erfolgt daher ohne jeden Beigeschmack von »Gesichtsverlust« und erzeugt keine emotionellen Blockaden.* Dies gilt umso mehr, als die indirekte Anerkennung aus *systemischen* Gründen nur als Nebenprodukt erfolgt und außerdem für *alle Stimmberechtigten* dieselben Gesetzmäßigkeiten gelten.

7. Die psychologische Aufwertung des Interessensausgleichs

Wer heute eine Auseinandersetzung durch Nachgeben beendet, hat oft das unangenehme Gefühl, seinen Standpunkt unzureichend vertreten zu haben, sich dem Druck der Gegenseite gebeugt zu haben, einer unnachgiebig oder besser verhandelnden Gegenseite unterlegen zu sein, kurz gesagt, er hat das Gefühl eines Misserfolgs. Vor Außenstehenden meint er, sein Gesicht verloren zu haben, besonders dann, wenn die Gegenseite ihren Erfolg offen zur Schau stellt.

Wir betrachten nun jemanden, der seinen Lösungsvorschlag konsensiert erhält, weil er ihn durch Rücksichtnahme an die Bedürfnisse der andern angepasst hat. Hat er ein Misserfolgsgefühl? Sicher nicht! Ganz im Gegenteil. Er hat sich ja mit seinem Vorschlag *durchgesetzt!* Er hat einen Erfolg errungenen. Wer könnte da auf den Gedanken von Schwäche, Misserfolg oder Gesichtsverlust kommen? *Weil beim Konsensieren maßvolles Nachgeben zum Erfolgserlebnis führt, wird der Intelligenzeinsatz auf die Suche nach jenen Lösungen gelenkt, die zum Interessensausgleich führen.* Niemand muss dafür emotional zurückstecken. Auch verfeindete Parteien oder Staaten könnten auf diesem Weg Verhandlungen aufnehmen.

In den vorhergehenden Kapiteln haben wir anhand von einfachen Beispielen verschiedener Größenordnung die Einflüsse des SK-Prinzips auf das Verhalten der Stimmberechtigten herausgearbeitet. Zur Erinnerung führen wir sie hier nochmals in Kurzform an, und zwar in der Reihenfolge der Bedeutung, die sie unserer Meinung nach haben:

- Der konsensierte Vorschlag ist Ergebnis einer gemeinsamen Entscheidung. Kein Gruppenmitglied und auch keine Teilgruppe trägt dafür allein die Verantwortung.

- Nicht egozentrische Machtmenschen oder Machtgruppen setzen sich durch, sondern jene, deren Vorschläge die gemeinsamen Anliegen am besten fördern.

- Das bisher vorherrschende demokratische Verhalten, nur die eigene Lösung anzustreben und die anderen Alternativen vehement abzulehnen, bringt nur Nachteile. Die Stimmberechtigten müssen sich mit allen Vorschlägen eingehend auseinander setzen. Strategisches Konsensieren um einem anderen zu schaden schadet den eigenen Interessen.

- Das Verfahren erzeugt eine Atmosphäre der Sachlichkeit und Toleranz, jedoch kein Gegeneinander.

- Die Konsensierung bewältigt auch viele Alternativen in einem einzigen Durchgang. Es lohnt sich, viele unterschiedliche Vorschläge auszuarbeiten. Das Denken in eingefahrenen Geleisen kann verlassen werden. Das kann zu Lösungen führen, die dem vereinfachenden Schwarz-Weiß des Machtdenkens nicht zugänglich sind.

- Minderheiten werden zu einem mitgestaltenden Faktor im Gremium.

- Auch wo die demokratische Mehrheitsabstimmung versagt, kann mit Hilfe des Konsensierens eine Entscheidung herbeigeführt werden.

- Um beim Konsensieren einen Antrag durchzubringen, muss dieser die eigenen Interessen vertreten und dabei gleichzeitig den Bedürfnissen der Andersdenkenden bestmöglich entgegenkommen.

- Auch Gruppen mit vielen Stimmberechtigten sind stets vom Stimmverhalten der anderen abhängig.

- Konsensieren ergibt meist andere Resultate als die demokratische Abstimmung. Und zwar solche, die der Gruppenstimmung besser gerecht werden. Die Gruppenmitglieder können bei der Bewertung ihre geheimsten Motive berücksichtigen, ohne sie offen legen oder darüber diskutieren zu müssen. Das stärkt ihr Gefühl, mit ihrer gesamten Persönlichkeit von der Gruppe angenommen zu sein und sich dort einbringen zu können.

- Das Ergebnis des Konsensierens ist von den Feinheiten der verwendeten Fragestellung unabhängig.

- Auch wenn nur zwei Alternativen vorliegen und selbst bei nur zwei Personen bringt Konsensieren Ergebnisse.

All diese Einflüsse bewirken, dass sich auch politische Gegner den Gesetzmäßigkeiten des SK-Prinzips nicht entziehen können, sobald sie per Gesetz zum Konsensieren verpflichtet werden. Im Zusammenspiel mit anderen Mechanismen der Demokratie ergibt sich dann eine systembedingte Wirkung, die sämtliche politischen Gruppierungen, sofern sie Einfluss haben wollen, zu einem Wettbewerb um die besten Lösungen zwingt. Es ergibt sich durch dieses Zusammenwirken aller politischen Kräfte die ***»Systemische Konsenskultur«.***

War es das Verdienst des demokratischen Rechtsstaates, den Machtkampf von der Ebene gewalttätiger Auseinandersetzungen und des Faustrechts auf die höher stehende Stufe des Ringens mit Argumenten gehoben zu haben, so ermöglicht die *Systemische Konsenskultur* einen weiteren Entwicklungsschritt der Demokratie: Sie *verhindert den Machtkampf*, indem sie die Energie aller politischen Kräfte auf die Suche nach jenen Lösungen bündelt, die von möglichst vielen mitgetragen werden können.

Wir wollen im Folgenden genauer untersuchen, wie sich die systemische Konsenskultur von der derzeitigen Demokratie unterscheidet und auf welchem Weg wir dahin gelangen können.

IV. Teil

Systemische Schwachstellen der Demokratie

KEINE ASCHE AUF MEIN HAUPT!

Als einfache Staatsbürger schätzen wir die Demokratie. Solange man in der Denkfalle des Glaubens an die Macht gefangen ist, stellt die heutige Demokratie zumindest aus der Sicht der Bevölkerung die beste aller bekannten Staatsformen dar. Ohne Anspruch auf Vollständigkeit wollen wir uns daher im Folgenden einige ihrer unleugbaren Verdienste vor Augen führen. Und wir wollen uns auch fragen, was heute anders ist als in vergangenen Zeiten, wodurch wir klarer als bisher auch die Schwächen der Demokratie erkennen und nach Auswegen daraus suchen können.

Wichtigstes Verdienst der Demokratie ist, dass sie dem politischen Machtkampf das blutige Element genommen hat. Aus der Geschichte wissen wir, wie viel Blut in anderen politischen Systemen geflossen ist und noch fließt. Demgegenüber ist es in der Demokratie gelungen, den Machtkampf von der Ebene der Gewalt auf die »zivilisiertere« Ebene der verbalen Auseinandersetzungen zu verlagern. Mit periodischen freien Wahlen trägt die Demokratie den Veränderungen des Wählerwillens Rechnung und legt dementsprechend die neue Machtverteilung fest.
Diese freien Wahlen, denen sich die Mächtigen der Demokratie stellen müssen, bewirken eine Aufwertung des einfachen Bürgers. In der Demokratie hat der einzelne Bürger die Rolle des beherrschten Untertans verlassen, dessen Existenz aus der Sicht des regierenden Fürsten einzig dazu gedient hatte, die fürstliche Macht und Glorie zu erhöhen – wie man sich im Mittelalter nicht gescheut hat, es unverblümt auszusprechen. Der einfache Bürger ist zu einem geachteten politischen Faktor geworden. Aus dieser politischen Wertschätzung ist im Laufe der Zeit auch die Selbstwertschätzung der Bürger gewachsen, die Achtung vor dem Individuum und seinen Rechten – seinen Rechten speziell auch gegenüber der staatlichen Gewalt! Die »Deklaration der Menschenrechte« ist Ausdruck dieser neuen Einstellung des Staates zum Individuum und vor allem auch des Selbstbewusstseins des Staatsbürgers, der vor dem Staat nicht mehr duckt, sondern seine verbrieften Rechte einfordert.
Aus dieser Wert- und Selbstwertschätzung des Individuums ergibt sich die Problemlösungskapazität der Demokratie: Wer sich selbst achtet, ist nicht mehr bereit Unrecht oder Benachteiligungen widerspruchslos hin-

zunehmen. Er fordert deren Behebung und ist zumeist auch bereit seinen Teil dazu beizutragen. Dieser vielfache Intelligenz-, Könnens-, Beobachtungs- und Energieeinsatz der Betroffenen bewirkt das Erkennen von Problemen und Missständen, die in anderen Systemen entweder überhaupt nicht oder erst viel später, oftmals zu spät und viel schmerzlicher zur Kenntnis genommen werden. Es entstehen Initiativen zur Problemlösung, die von betroffenen Gruppen oder sogar vom betroffenen Einzelnen ausgehen können, während sie in anderen Staatssystemen einfach unterbleiben.
Ein bezeichnendes Beispiel dafür ist der Raubbau an der Natur in den autoritären Staaten des ehemaligen Ostblocks, in denen das ökologische Gleichgewicht hemmungslos wirtschaftlichen Zielen geopfert worden ist. Dagegen haben in den benachbarten Demokratien Europas engagierte Bürger und »Grün«-Bewegungen ein Umdenken erzwungen. Sie haben damit sich und ihren Nachkommen ein Dasein in einer gesünderen Umwelt gesichert, als dies im Osten der Fall gewesen ist, wo die zerstörte Natur mit der Zeit auch die dort lebenden Menschen krank gemacht hat.
Wohlstand und bessere Lebensbedingungen dieser Industriestaaten sind also nicht zufällig entstanden, sondern ursächlich darauf zurückzuführen, dass diese Staaten »gelebte« Demokratien sind und ihre Bürger darin ihrer Erkenntnisfähigkeit und Initiative weit gehend freien Lauf lassen können. Offensichtlich ist die Demokratie in ihrer Problemlösungskapazität autoritären Staatssystemen überlegen.

Und es gibt noch mehr Gründe, die für die Demokratie sprechen. Wie sehr sogar Kinder demokratisches Verhalten annehmen, soll ein Beispiel aus dem Alltag gelebter Demokratie zeigen: Familien-Sportwoche in einem Sportheim in den Bergen. Seit Mittag regnet es in Strömen. Das gesamte Freiluftprogramm des Nachmittags fällt – im wahrsten Sinne des Wortes – ins Wasser. Das Ersatzprogramm findet im Turnsaal statt: um 15 Uhr Volleyball für die Erwachsenen, um 16 Uhr sportliche Saalspiele für die Kinder.
Um 16 Uhr ist aber auch eine Kindersendung im Fernsehen, die einige der Kinder gerne sehen wollen. Diese sprechen bei der Heimleitung vor und versuchen, einen zeitlichen Tausch des Kinder- und Erwachsenen-Programms im Turnsaal zu erreichen. Negativer Bescheid: Das Nachmittagsprogramm sei bereits allen bekannt gegeben, das Volleyballnetz sei bereits gespannt usw.
Ein 10-jähriges Mädchen startet eine Unterschriftenaktion zur Unterstützung der Kinderwünsche. Auch viele Erwachsene unterschreiben – nicht

zuletzt aus Wohlgefallen an dem engagierten Auftreten des Mädchens. Das Mädchen legt seine Liste der Heimleitung vor: Beeindruckt von der großen Zahl der Unterschriften ändert diese nach einer improvisierten Umfrage unter den Kursteilnehmern das Nachmittagsprogramm entsprechend den Kinderwünschen.
In einem Staat mit autoritären Strukturen wäre das Problem sicher nicht auf diese Weise gelöst worden. Das staatliche Vorbild prägt die gesellschaftlichen Strukturen, das Zusammenleben und Zusammenwirken der Menschen auf allen Ebenen bis weit hinein in die privaten Bereiche. In der Demokratie sind selbst 10-jährige Kinder mit demokratischen Spielregeln vertraut und bedienen sich ihrer. Auch in Vereinen, privaten Gruppen, halböffentlichen oder öffentlichen Organisationen wird in entsprechenden Gremien demokratisch abgestimmt. In den Schulen gibt es eine Schülervertretung, beim Militär gibt es Soldatensprecher etc.: Beinahe überall, wo Entscheidungen von Gruppen zu treffen sind, die nicht von Einzelpersonen dominiert werden, wird durch Mehrheitsentscheid demokratisch entschieden.

Damit steht ein Instrument zur »friedlichen« und formalisierten Regelung von Konflikten zur Verfügung, welches in weiten Bevölkerungsschichten angewandt wird und dort das Gefühl erzeugt, mitwirken zu können und geachtet zu werden. Daraus entspringt das relativ hohe Maß an Zufriedenheit mit den demokratischen Mechanismen. Vor allem im Vergleich mit der Entscheidungsfindung, wie sie aus Hierarchien aller Art und aus anderen Staatsformen bekannt ist!
Das alles hat der Demokratie und dem Begriff »demokratisch« einen gewissen Nimbus der Einzigartigkeit verliehen. »Undemokratisch« wird als Synonym für »intolerant«, »despotisch« und »autoritär« verwendet. »Demokratisch« dagegen wird weit gehend gleichbedeutend mit »tolerant«, »achtungsvoll« und »sozial« erlebt.
Dennoch ist Unbehagen mit den Mechanismen der Demokratie zu beobachten. Wahlmüdigkeit und Politikverdrossenheit greifen um sich, und zwar in allen Schichten der Bevölkerung. Churchills berühmter Satz *»Die Demokratie ist die schlechteste Staatsform, ausgenommen alle anderen«* drückt die Hilflosigkeit derer aus, die, ohne es zu bemerken, in der Denkfalle des Glaubens an die Macht gefangen sind.
Seit diesem oft zitierten Ausspruch ist ein halbes Jahrhundert vergangen. Wer nun glaubt, dass seither eine intensive Weiterentwicklung der Demokratie eingesetzt hätte, sieht sich enttäuscht. Die Demokratien des 21. Jahrhunderts unterscheiden sich kaum von jenen des vorhergehenden.

Anstatt systemische Veränderungen am Demokratiekonzept vorzunehmen, appelliert man lieber an die »politische Korrektheit« oder an die Moral aller Beteiligten und sorgt damit für den Fortbestand der bestehenden Unzulänglichkeiten. Ein Fortschritt, der mit der technologischen Entwicklung unserer Zeit vergleichbar wäre, ist nicht in Sicht.
Kritik an der Demokratie zu üben und ihre Schwachstellen aufzuzeigen, sollte daher nicht als Nestbeschmutzung gesehen werden, sondern als der Versuch, dem vorhandenen Unbehagen Rechnung zu tragen und auf Verbesserungen hinzuarbeiten. Vor allem dann, wenn sich durch neue Erkenntnisse oder Entwicklungen ein besserer Ansatz ergibt.
Verbesserungsversuche der Demokratie abzulehnen wäre zwar aus der Sicht jener verständlich, die aus dem Leben in einem stabilen System ein unüberlegtes persönliches Sicherheitsgefühl ableiten. Sie versäumen dabei aber zu fragen, wie stabil dieses System wirklich ist! Wichtig ist für sie nur das *subjektive* Sicherheitsgefühl! Um dieses Gefühl der persönlichen Sicherheit nicht zu stören, wird sogar in Kauf genommen, dass im realen System Mängel bestehen bleiben. Eine Systemänderung würde gefährlicher erscheinen als alle Mängel, die Demokratiekritiker aufzeigen können.
Darüber hinaus werden gute politische Strukturen zu einer Tradition, der man mit Liebe und Treue anhängt. Oder auch aus Gewohnheit und Angst vor Veränderungen, die Unbekanntes bringen könnten. Zu einer veränderten politischen Ordnung zu finden ist außerdem eine schwere, möglicherweise Generationen übergreifende Aufgabe. Der Versuch, an einem einigermaßen befriedigenden, stabilen politischen System zu rütteln und es durch ein neues zu ersetzen, ist sicher gefährlich und die Mehrheit scheut mit Recht davor zurück.

Dennoch sollten wir erkennen, dass die Vergangenheit von *Herrschaftssystemen* geprägt war, in denen ein politischer Systemwandel in der Regel nur gewaltsam möglich gewesen ist. Die historischen Bilder berichten vom hohen Blutzoll, der Not und dem Elend, die mit dem Umbruch verbunden waren. *Wie wir jedoch zeigen werden, finden die Änderungen, die das Konsensieren bewirkt, **innerhalb** der Demokratie und außerdem langsam und **evolutionär** statt.*

Zusätzlich zu diesen Überlegungen möchten wir festhalten, dass sich die heutige Welt durch den Computer immer weiter verändert – mit positiven und negativen Auswirkungen.
Sie fragen uns, was die Demokratie mit dem Computer zu tun hat? Sind

sie Computerbenützer? Und haben Sie sich vielleicht schon oft über die Instabilität und Unhandlichkeit mancher oftmals komplexer Anwendungsprogramme geärgert? Wenn ja, dann sind diese entweder veraltet oder von schlechten Systemanalytikern entworfen worden. Oder die Aufgabenstellung war zu komplex für den damaligen Stand der Systemanalyse. Durch die anspruchsvollen Computeranwendungen, die in unser Leben Einzug gehalten haben, ist in den letzten Jahrzehnten nämlich eine neue Wissenschaft notwendig geworden: *die Systemanalyse für Computerprojekte.*

Ihr Forschungsgebiet entspricht der von uns angesprochenen Problematik: Sie untersucht die Qualität und Stabilität von komplexen Systemen, deren allgemeine Gesetzmäßigkeiten des Zusammenspiels ihrer Verfahren und Einrichtungen, ihre Veränderbarkeit und die geordnete Weiterentwicklung ihrer Methoden im Hinblick auf die Zielsetzungen des Systems. Wenn das ursprüngliche Arbeitsgebiet der Systemanalyse auch nur Computeranwendungen gewesen sind, so hat man bald erkannt, dass der Einsatz des Computers weit gehende Auswirkungen auf die organisatorische oder sogar menschliche Umgebung hat, in der er eingesetzt wird. Die Systemanalyse für Computerprojekte hat daher ihr Anwendungsgebiet erweitert und Erkenntnisse gebracht, die auch für so allgemeine Systeme gelten, wie es die Demokratie ist.

Mit diesem Wissen ausgestattet, sollten wir dem vorhandenen Unbehagen in der Demokratie Rechnung tragen und Letztere einer systemischen Analyse[9] unterziehen. Wir werden dabei den Schwerpunkt auf Konflikt erzeugende Mechanismen legen und feststellen, wie allgegenwärtig sie in der Demokratie sind. Dies ist umso notwendiger, als man heute weiß, dass systemische Gesetzmäßigkeiten auf Dauer stärker sind als noch so guter Wille, beste Absichten, lautere Zielsetzungen und höchste Ideale, auf denen man den Entwurf eines Systems aufbaut. Es müsste daher eine Forderung all jener sein, denen die Demokratie am Herzen liegt, auch diese »beste aller denkbaren Staatsformen« einer *systemischen Schwachstellenanalyse* zu unterziehen, um sie gegebenenfalls zu ihrem Vorteil zu verändern.

Wir werden uns also im Folgenden dem möglichen Vorwurf der »Nestbeschmutzung« aussetzen und versuchen, einige der systemischen Schwachstellen der Demokratie und deren negativen Einfluss auf die Abläufe im Staat aufzuzeigen. Wir tun dies nicht aus der Sicht von Politologen oder »Insidern«. Die Abläufe in den Arbeitsausschüssen des Parlaments und die Geschehnisse bei Regierungssitzungen oder Treffen von Parteispitzen unter Ausschluss der Öffentlichkeit usw. wollen wir nicht mit einbeziehen. Wir analysieren die Politik in der Demokratie vor allem danach, wie sie sich in der Öffentlichkeit darstellt. Unsere Beobachtungen sind jene, die der einfache Staatsbürger täglich machen kann. Dieses Bild muss als Grundlage für unsere Analysen ausreichen. Wäre es ein falsches Bild, so wäre damit bereits die erste und grundlegende Schwachstelle der Demokratie aufgezeigt, die es zu ändern gälte. Denn das würde bedeuten, dass das Bild der politischen Situation, welches der einfache Bürger erhält, *grundsätzlich falsch* ist und dass daher die Machtvergabe bei den Wahlen *auf einer grundsätzlich falschen Basis aufbaut.* Das Konzept der Demokratie würde damit einen grundlegenden systemischen Fehler enthalten und Maßnahmen, wie wir sie später im Buch vorschlagen, wären umso notwendiger.

Dass der Anstoß für diese Maßnahmen aus einer anderen Berufserfahrung und Sichtweise als jener der Machtpolitik und des Machtkampfes kommt, wird nicht überraschen.

Zwei Autoren sprechen daher ohne schlechtes Gewissen und gefasst über die Schwachstellen der Demokratie – »Keine Asche auf unsere Häupter!«

DAS SYSTEMBEDINGTE GEGENEINANDER IN DER DEMOKRATIE

Mitarbeiter Emsig (Name geändert) berichtet aus dem Berufsleben: »Wir hatten Abteilungsversammlung in unserer Firma. Thema war die Abstimmung der Urlaubsplanung für die einzelnen Mitarbeiter.
Drei Pläne wurden diskutiert: einer des Abteilungsmanagements, einer der Mitarbeitervertretung (wir haben eine gewählte Mitarbeitervertretung in unserer Firma) und da war noch ein engagierter Kollege, der mit keinem der beiden Pläne zufrieden war. Er hatte einen dritten ausgearbeitet. Danach wurde – mit Einverständnis des Managements – demokratisch abgestimmt.
Ich selbst konnte mit allen drei Plänen sehr gut zurechtkommen. Am angenehmsten für mich war dennoch der Plan des Managements. Also stimmte ich für ihn und er wurde tatsächlich angenommen. Der Plan der Mitarbeitervertretung hatte nur wenige Stimmen erhalten, der des Kollegen war knapp unterlegen.
Der Mitarbeitervertreter war entsetzt. Obwohl es eigentlich nur um ein Sachthema gegangen ist, sah er seine Stellung gegenüber dem Abteilungsleiter geschwächt, weil sein Plan bei den Mitarbeitern durchgefallen war. Entsprechende Andeutungen hatte er prompt zu hören bekommen.
Der Kollege, der den dritten Plan entworfen hat, ist böse auf mich. Er meint, er habe so viel Aufwand in die Entwicklung seines Planes investiert, viele Gespräche mit den anderen Kollegen und dem Manager geführt, außerdem zerstöre der nun angenommene Plan seine gesamte persönliche Jahresplanung und er wisse eigentlich nicht, wie er damit zurechtkommen solle, da er aus privaten Gründen in einer gewissen Zwangslage stecke. Da hätte ich schon für seinen Plan stimmen können, wenn er mir ohnehin auch gepasst hätte.« So weit der Bericht des Mitarbeiters Emsig.

Spannung in der Abteilung. »So ist das Leben«, sagen Sie? »Ihr Mitarbeitervertreter ist wahrscheinlich nicht robust genug für sein Amt. Und der Kollege hat nicht die Reife, ein demokratisches Abstimmungsergebnis als fairer Verlierer auszuhalten.«

Diese Erklärung würde dem heute üblichen Muster folgen, das etablierte System als perfekt anzusehen und es als Ausdruck von Unreife oder einer minderwertigen Einstellung der Teilnehmer darzustellen, wenn diese sich nicht harmonisch in das System einfügen. Wir meinen, dass der Grund ein anderer ist.

Beobachten Sie dazu mit uns zwei Landschaftsplaner: Beiden ist die Aufgabe gestellt worden, einen öffentlichen Park anzulegen. Einer der beiden plant den Park am Reißbrett und nach ästhetischen, ökologischen, ökonomischen und anderen zweckdienlichen Gesichtspunkten, lässt ihn anlegen und gibt ihn anschließend für die Öffentlichkeit frei. Wenn seine empfindlichen Anlagen den Ansturm der Besucher unbeschadet überstehen sollen, braucht er entweder großes Glück oder strenge Ordnungsvorschriften über das Verhalten im Park oder Zäune und Ähnliches mehr.
Der zweite plant Baumgruppen, Springbrunnen, Wasserläufe etc., lässt sie anlegen und besät anschließend die dann noch brachliegenden Flächen mit einer schnell wachsenden, aber empfindlichen, bodendeckenden Pflanze. Danach gibt er den Park der Öffentlichkeit frei. Schon bald werden sich im Bodendecker Trampelpfade ausbilden, wie sie eben den Bedürfnissen der Parkbesucher entsprechen. Wenn unser Landschaftsplaner dann die zu errichtenden Gehwege diesen Trampelpfaden anpasst, kann er in hohem Maße sicher sein, dass er den Wünschen der Parkbesucher Rechnung getragen hat. Eventuelle Blumenbeete und empfindlichere Anlagen, die er dann noch neben diesen Trampelpfaden anlegt, werden in Zukunft voraussichtlich unbeschädigt bleiben. Die strengen Ordnungsvorschriften, Zäune und was der erste Planer sonst noch gebraucht haben mag, sind bei ihm nicht nötig.
Wenn wir davon ausgehen, dass der Park für die Menschen da sein soll, so ist klar, welche Methode die bessere ist: Nicht die Menschen sind dem Park anzupassen, sondern der Park ist menschengerecht anzulegen!

Und so ist es auch mit der Abstimmung in der Firma. Nicht die mangelnde demokratische Reife des Mitarbeitervertreters oder des Kollegen ist schuld an deren Verstimmung, sondern die Gesetzmäßigkeit des *demokratischen Abstimmungsmechanismus.* Dieser liefert ein verzerrtes Bild der Wirklichkeit und *erzeugt* dadurch *künstliche Gegnerschaften.*

Nochmals Mitarbeiter Emsig: »Meinen Interessen entsprechend habe ich für den Plan der Abteilungsleitung gestimmt. Ich hatte gar keine Chance, durch mein Abstimmungsverhalten auszudrücken, dass auch die Pläne des Mitarbeitervertreters und meines Kollegen für mich tragbar gewesen wären. Dadurch habe ich zu deren Niederlage beigetragen. Die Wirkung meiner Stimmabgabe war so, als hätte ich gegen ihre Vorschläge gestimmt.«

1. Beobachtung

Im demokratischen Abstimmungsmechanismus wirkt jede Pro-Stimme für eine zu wählende Alternative notgedrungen wie eine Gegenstimme gegen jede andere der Alternativen. Wenn mehr als zwei Alternativen zur Wahl stehen, übersteigt somit die destruktive Wirkung des demokratischen Abstimmungsmechanismus notgedrungen seine konstruktive. In den Abstimmenden entsteht unwillkürlich das Gefühl: »Wer nicht für mich ist, ist gegen mich. Wer nicht mein Freund ist, ist mein Feind!« Die Bestätigung dafür erhalten wir täglich im politischen Alltag.

Dieser systemische Zwang zur öffentlichen Feindschaft zieht sich wie ein roter Faden durch demokratisch ausgetragene Interessenkonflikte. Im Großen wie im Kleinen: Der Kollege und der Mitarbeitervertreter im Berufsalltag haben die volle destruktive Wucht der demokratischen Mehrheitsabstimmung zu spüren bekommen. Entsprechend obiger Analyse ist bei ihnen das Gefühl entstanden, dass sie mehr Feinde als Freunde in der Belegschaft haben.
Wollen Sie einwenden, dass diese Feindschaft keine persönliche wäre? Was hilft's? Unmittelbar vorliegendes charakteristisches Ergebnis der Abstimmung ist es, dass die Mühe und Arbeit, die der Mitarbeitervertreter und der Kollege in die Entwicklung ihrer Alternativen gesteckt hatten, zunichte gemacht worden sind. Der Kollege weiß nicht, wie er seine Jahresplanung, die er in Einzelgesprächen abzuklären versucht hat, nun an den beschlossenen Plan anpassen soll. Und die Stellung des Mitarbeitervertreters in der Firma ist geschwächt worden, weil auch das Management getreu dem Mechanismus der demokratischen Abstimmung messerscharf folgert, dass der Mitarbeitervertreter unter der Belegschaft wenig »Freunde« habe.

2. Beobachtung

Es heißt den Menschen überfordern, wenn man von ihm verlangt, dass er ein Ergebnis, wie es der Kollege und der Mitarbeitervertreter erhalten haben, emotionslos und mit *»demokratischer Reife«* wegsteckt. *Wenn die Folgen einer Abstimmungsniederlage genügend schwer wiegen, ist jeder überfordert.* Und er ist umso mehr überfordert, wenn die Niederlage nicht nur ein einmaliges Ereignis bleibt, sondern sich im selben Personenkreis regelmäßig wiederholt.

Auch dazu ein Beispiel: Eine Gruppe, gleich gesinnt und gut befreundet, ist voll Idealismus darangegangen, einen Kindergarten auf Selbstverwaltungsbasis aufzubauen. Trotz besten Willens haben die dabei notwendigen, häufigen demokratischen Abstimmungen innerhalb kürzester Zeit für Spannungen in der Gruppe gesorgt. Noch vor Ablauf eines Jahres war die Gruppe total zerstritten. Das »gemeinsame« Projekt des Kindergartens konnte nur gerettet werden, indem sich die Gruppe gespalten und jede Untergruppe versucht hat, »ihren« Kindergarten nach den eigenen Ideen weiterzuführen. Nach mehreren derartigen Spaltungen war die Energie verbraucht und das Projekt ist im Sand verlaufen.

3. Beobachtung
Die Reaktionen auf die entzweiende Wirkung der demokratischen Abstimmung sind menschlich, sind »normal«, sind psychologisch unabwendbar. *Interessenskonflikte arten durch die demokratische Abstimmung zum Gegeneinander aus. Und zwar nicht als Folge menschlicher Unzulänglichkeit, sondern systemisch zwingend.* Es entsteht eine Verzerrung des Wirklichkeitsbildes, eine Schwarz-Weiß-Zeichnung, die die Gegensätze überzeichnet und keine Grautöne zulässt: *Es ist bei der Abstimmung nicht möglich, Sympathie für die Vorschläge der anderen auszudrücken.*

4. Beobachtung
Der demokratische Mehrheitsbeschluss übertrifft in seiner Kompromisslosigkeit sogar noch die harten Gesetze des Profisports. Im Profisport werden außer dem Sieger meistens auch noch der Zweite und Dritte geehrt. Auch für schlechtere Plätze werden in vielen Bewerben noch Punkte vergeben. Nicht so in der Demokratie. *Im demokratischen Abstimmungsmechanismus zählt nur der »Sieg«:* Die nicht angenommenen Alternativen sind das Papier nicht wert, auf das sie geschrieben worden sind. Der Gesetzesantrag, den eine Minderheit im Parlament einbringt und der die Unterstützung der Mehrheit nicht erhält, ist verlorene Liebesmüh, ist vergeudete Energie.

Dieselben entzweienden Mechanismen, wie sie an obigen Abstimmungsbeispielen sichtbar geworden sind, wirken sich selbstverständlich im politischen Leben überall dort aus, wo die demokratische Abstimmung eine wirklich »entscheidende« Rolle spielt. Dort gilt umso mehr: *»Wer nicht* *für uns ist, ist gegen uns.«* Daher ist es überaus natürlich, dass Politiker in politisch Andersdenkenden nur Gegner und Feinde sehen – oder sie zumindest öffentlich so darstellen.

5. Beobachtung

Die politische Feindschaft, wie sie in der Demokratie öffentlich sichtbar wird, ist eine systemisch zwingende Folge des Abstimmungsmechanismus, der ständig dazu zwingt, um Wählerstimmen zu werben. *Sie ist Resultat eines Systems, das schon geringe Interessensabweichungen zu unvereinbaren Gegensätzen aufbauscht.* Es ist die Tragik der Demokratie, dass ihre Entscheidungsverfahren noch immer auf der Logik der Macht aufbauen und daher unausweichlich Kampf hervorrufen: den Kampf um Mehrheitsverhältnisse und Machtgewinn.

Dieser Kampf prägt das politische Klima der Demokratie. Die Fachwörter dafür (der »Wahlkampf«, die »Redeschlacht«, der »Wahlsieger«, die »Abstimmungsniederlage«, die Regierung wird von der Opposition »attackiert« und ähnliche) zeigen, welch großen Stellenwert dieser Kampf im Konzept der Demokratie hat. Auch die im Parlament vertretenen Parteien, die gerade nicht in die Regierungsbildung mit einbezogen worden sind, heißen bezeichnenderweise »Opposition«. Sie könnten ja auch »Alternative« heißen. Oder »Wahlmitwerber«. Sogar im konkurrenzorientierten Kapitalismus heißt der Konkurrent »Mitbewerber« und nicht »Opposition«. Unbewusst hat man mit dem Namen »Opposition« in der Demokratie die Rolle des politisch Andersdenkenden sehr treffend charakterisiert: Seine Rolle ist es, dagegen zu sein. Eine Opposition, die die Regierungsentscheidungen mitträgt, gerät in den Ruf, ihre Rolle verfehlt zu haben.

Das Ausmaß der Energie, die im politischen Leben der Demokratie dafür aufgewendet wird, die Ideen und Anstrengungen des politischen »Gegners« zu zerstören, ist gigantisch. Würde sie für konstruktive Arbeit zur Verfügung stehen, ja, würden nur die konstruktiven Ergebnisse des politisch Andersdenkenden anerkannt werden, wären die Auswirkungen unübersehbar. So aber verpufft ein Großteil der im politischen Leben eingesetzten Arbeit in wechselseitiger Zerstörung der vom anderen erarbeiteten Vorschläge. Die Schwächung des politischen Gegners ist wichtiger als die produktive Arbeit im Sinne des Staates. *Das Schauspiel der gegenseitigen Angriffe und Abwertungen ist aus systemischer Sicht Folge des demokratischen Verfahrens der Entscheidungsbildung.* Dieses Verhalten, das im aktuellen politischen Kontext als »sinnvoll« und richtig erscheint, würde im privaten Umfeld als widerwärtig empfunden werden und zum Abbruch jeglicher Beziehung mit dem so Agierenden führen.

Dem Politiker der Demokratie geht es dabei wie jedem Spieler eines Mannschaftsspiels. Solange er mitspielen will, muss er sich an die Regeln halten, sprich: sich den »systemischen Zwängen« unterwerfen. So ist der Profifußballer systemisch gezwungen, nach Kräften zu versuchen seinem Gegner den Ball abzujagen, Tore bei der eigenen Mannschaft zu verhindern beziehungsweise sie dem Gegner zu schießen. Und wer aus »Mitleid« mit dem Gegner Tore, die er schießen könnte, nicht schießt oder den Ball an den Gegner abgibt, würde am Fußballfeld ausgepfiffen und ausgetauscht.
Auch der *Politiker* kann sich diesem Zwang nur schwer entziehen, solange er in der Demokratie aktiv teilnehmen will. Wer öffentlich mitspielen will, *muss die politischen Gegner attackieren*, verleumden, abwerten, all die widerlichen Methoden anwenden, die dem Machtkalkül dienen und das politische Leben der Demokratie so sehr prägen und vergiften. Wer sich des demokratischen Abstimmungsmechanismus bedienen will, muss sich seinen Gesetzen unterwerfen. Dagegen hilft auch die hochwertigste moralische Einstellung nichts. »Politik verdirbt den Charakter«, sagt der Volksmund – und bezeugt damit erstaunliches Verständnis systemischer Zusammenhänge!

6. Beobachtung
Weder die Wünsche der Staatsbürger noch irgendwelche moralischen Appelle können Politiker aus den systemischen Zwängen befreien, die ihnen durch die demokratischen Verfahren auferlegt werden.

Der demokratische Machtkampf wird auf der psychischen Ebene zum gnadenlosen Kampf um politisches Überleben. Wer seine Vorstellungen in der Demokratie durchsetzen will, muss bereit sein psychisch zu kämpfen. Wer antritt, muss bereit sein sich beschimpfen zu lassen und zuzusehen, wenn Einzelheiten seines Privatlebens ans Tageslicht gezerrt und dort geschmäht werden. Er muss bereit sein, sich all den oben genannten menschenverachtenden, psychisch-aggressiven Methoden zu stellen, sie auf sich zu nehmen und ihnen standzuhalten.
Wir achten Politiker, die trotz dieser systemischen Zwänge eine integre Geisteshaltung bewahren. Diese Zwänge führen nämlich allzu leicht zu einer negativen Auslese. Denn das dabei begünstigte Persönlichkeitsprofil

entspricht nicht der inneren Haltung, mit der ein friedliebender, nicht machtorientiert denkender Mensch mit Achtung vor den anderen und vor sich selbst an die Gesellschaft herantreten will. Für ihn ist dies eine Atmosphäre, in der er sich nur schwer wohl fühlen kann, die er lieber meiden möchte.

7. Beobachtung
Gemeinschaftlich denkende, friedliebende Menschen ohne Machtstreben fühlen sich in der systembedingt aggressiven Polit-Szene weder wohl noch haben sie dort Erfolgsaussichten.

8. Beobachtung
Das vorherrschende Gegeneinander in der Politik hat Auswirkungen auf die generelle Einstellung der Bürger zum Staat und seinen Institutionen und letztlich auch zueinander. Gegenüber seinen Bürgern präsentiert sich die *Führungselite des Staates als zerstrittener Haufen*, für den vor allem ein Ziel zählt: den *Gruppenegoismus* der eigenen politischen Partei durchzusetzen. Und dazu muss zuerst die Macht gewonnen und abgesichert werden.

Angeregt durch die *Vorbildwirkung* ihrer politischen Vertreter hält diese Einstellung zum Staat und zur Gesellschaft auch Einzug in die Reihen der übrigen Staatsbürger. Gruppenegoismen prägen ihr Verhalten. »Wir fordern ...!« lautet der Schlachtruf der Demokraten aller Schichten. Es fordern die Mittelschüler, die Pensionistenverbände, die Gewerkschaften, die Gewerbetreibenden, die Ärzte, die Lehrer, die Autofahrerklubs, die Naturschützer, die Frauenverbände, die Künstler, die Polizisten, die Wissenschaftler, die Gastwirte, die Bürgerinitiativen, die Fußballanhänger und Drogengegner ... Wer nicht fordert, läuft Gefahr, vergessen und als weltfremder Idealist von den anderen nicht gehört oder sogar ausgenützt zu werden.
Vom Gruppenegoismus zum persönlichen Egoismus des Einzelnen ist es dann nur noch ein kleiner Schritt. Die zunehmende Ich-Sucht, die man in den Demokratien beobachten kann, entsteht durch die Übertragung der Vorbilder des öffentlichen Lebens auf die Sphäre des Individuums.

9. Beobachtung
Es gehört zum eingeübten Verhalten der politischen Parteien, die Werte und Werke der jeweils anderen vor den Augen der Öffentlichkeit herabzusetzen. Diese *gegenseitige Werte- und Werkezerstörung* prägt das politi-

sche Leben im Alltag der Demokratie bildfüllend. Sie und nicht konstruktive Arbeit ist in der Öffentlichkeit zum hauptsächlichen Betätigungsfeld der Parteien und Medien geworden. Aus diesem Vorbild »demokratischen Verhaltens« lernt auch der Einzelne die *Missachtung der Werte des anderen.* Er lernt, dass es so etwas wie »gemeinsame und von allen geachtete Werte« nicht mehr gibt. Der *Werteverlust* in breiten Schichten der Bevölkerung, der in beinahe allen westlichen Demokratien feststellbar ist, kommt nicht von ungefähr!

Mit unseren Beobachtungen haben wir die negativen Auswirkungen festgehalten, die das derzeit eingesetzte Entscheidungsverfahren – die demokratische Mehrheitsabstimmung – im Staat für alle sichtbar hervorruft. Diese Nachteile sind unvermeidbar, solange man am übernommenen Grundsatz festhält, Konflikte zu lösen, indem man Einzelpersonen oder Gruppen mit Entscheidungsmacht ausstattet. Wie wir darlegen werden, treten die genannten Mängel nicht mehr auf, wenn Konsensieren als Entscheidungsverfahren in den politischen Gremien eingesetzt wird. Einzelpersonen oder Gruppen sollten nur mehr mit Befugnissen im bereits beschriebenen Sinn[10] ausgestattet werden.

EIN SCHAUKAMPF, DER DIE LÖSUNGSSUCHE BEHINDERT

Stellen Sie sich bitte die folgenden Regeln für einen sportlichen Staffellauf vor:

1. Im Gelände wird eine Strecke fixer Länge abgesteckt
2. Eine von mehreren Mannschaften geht allein ins Rennen
3. Während diese Mannschaft im Rennen ist, rufen ihre Läufer ständig: »Wir sind die Schnellsten!«
4. Die Läufer der anderen Mannschaften stehen unterdessen am Streckenrand, werfen Hindernisse auf die Strecke und rufen ständig: »Wir würden schneller laufen!«
5. Wenn die laufende Mannschaft im Ziel ist, ist das Rennen beendet
6. Da nur die Zeit der laufenden Mannschaft gemessen werden kann, sind Zeitvergleiche unter den teilnehmenden Mannschaften unmöglich. Also erübrigt sich die Zeitmessung
7. Aus den teilnehmenden Mannschaften wählen die Zuschauer den Sieger des Rennens per »demokratischer Abstimmung«
8. Die Siegermannschaft stellt die Läufer im nächsten Rennen
9. Das nächste Rennen findet auf einer anderen Strecke gleicher Länge statt

Wie finden Sie diese Regeln? Lächerlich? Wir auch!
Und dennoch verläuft der politische Wettstreit während einer demokratischen Legislaturperiode im Wesentlichen genau so. Vergleichen Sie Regel für Regel:

1. Eine Legislaturperiode inmitten des aktuellen politischen und wirtschaftlichen Umfelds wird festgelegt
2. Eine Partei oder Koalition erhält aufgrund der Stimmenmehrheit bei einer demokratischen Wahl die Regierungsverantwortung
3. Während ihrer Regierungsperiode versucht die Regierung ihre Politik als optimal für das Land und seine Bürger darzustellen
4. Die Oppositionsparteien haben während der Regierungsperiode keinen direkten Einfluss auf die Regierungsarbeit, lassen kein gutes Haar an der Arbeit der Regierungsmannschaft und erklären ständig, dass sie alles anders und besser machen würden

5. Am Ende der Legislaturperiode tritt die Regierungsmannschaft ab
6. Da sich nur die Arbeit der Regierungsmannschaft real zeigt, die konstruktive Arbeit der Opposition aber nicht sichtbar wird, sind objektive Leistungsvergleiche zwischen den politischen Parteien unmöglich
7. Das »Volk« bestimmt den Sieger durch freie Wahlen
8. Der Wahlsieger stellt die Regierungsmannschaft für die nächste Regierungsperiode
9. Die nächste Regierungsperiode findet bei gleicher Länge im geänderten politischen und wirtschaftlichen Umfeld statt

Wenn Sie aktiver Läufer in diesem albernen Staffellauf wären, würden Sie sich dann anstrengen, um eine läuferische Höchstleistung zu erbringen? Das ist kaum vorstellbar! Nachdem ohnehin keine Zeit gemessen wird und auch keine objektiven Vergleichsmaßstäbe vorhanden sind, darf es nur nicht auffallen, dass Sie sich nicht sportlich bemühen. Wenn Sie dabei nur laut genug schreien, genügt vielleicht sogar eine läuferisch eher schwache Leistung, und Ihre Staffel hat trotzdem gute Chancen zum Sieger gewählt zu werden.

10. Beobachtung
Ein nach absurden Regeln geführter politischer Wettkampf bestimmt das zentrale politische Geschehen in der Demokratie. Durch seine Ernsthaftigkeit und Kompromisslosigkeit täuscht das verbale Gegeneinander der politischen Parteien in der Auseinandersetzung über die Absurdität des Regelwerks hinweg und *vermittelt den Anschein eines öffentlichen Wettkampfes um die besten politischen Lösungen.* Dass es sich dabei nicht um einen sinnvollen Wettkampf handelt, sondern um verbale Schaugefechte mit dem unausgesprochenen Motiv der besseren Publikumswirksamkeit, ist nach unserer Analyse offensichtlich.

Die laufende Mannschaft im absurden Staffellauf kann ihre Siegeschancen wahren ohne zu läuferischen Höchstleistungen gezwungen zu sein. Sie muss nur *laufen*, darf nicht schlendern oder sich gar niedersetzen. Auch eine demokratische Regierung muss sichtbare Arbeit erbringen, wenn sie ihre Chance auf Wiederwahl nicht verspielen will. Aus diesem Grund und vor allem wegen des öffentlichen Lärms, den die Parteien in diesem Schaukampf erzeugen, glauben viele – wenn auch vielleicht mit einem gewissen Unbehagen –, dass die politischen Parteien sich zum *Wohl des Volkes anstrengen.* Sie auch?

Nicht zufällig sind Demokratie und freie Marktwirtschaft in den meisten Fällen so eng verknüpft. Beide stützen sich auf den mündigen Bürger, der auf sich selbst achtet und für sich selbst und seine Interessen einzutreten bereit ist. Und von der freien Marktwirtschaft wird erwartet, dass der Konkurrenzkampf die Qualität der angebotenen Produkte und Leistungen erheblich steigert. Demokraten hoffen daher, dass auch der Konkurrenzkampf im Parlament zu einer Qualitätssteigerung der darin getroffenen Entscheidungen führen werde. Daher sind sie bereit, den Machtkampf im Parlament als konstruktiven Wettbewerb anzusehen, der durchaus im Sinne der erforderlichen Arbeit des Parlaments liege.
Dabei übersehen sie allerdings den wesentlichen Unterschied zwischen der freien Marktwirtschaft und dem Wettkampf der Parteien im Parlament. In der freien Marktwirtschaft müssen grundsätzlich die von den jeweiligen Mitbewerbern angebotenen Produkte gleiche Chancen haben gekauft zu werden. Man ist sich dieser Voraussetzung durchaus bewusst und sorgt durch ein geeignetes Kartellrecht für deren Einhaltung. Keine der Firmen soll sich durch eine Monopolstellung Wettbewerbsvorteile sichern können. Nur dann kann der Konkurrenzkampf positiv wirksam werden.
Im Parlament gilt das genaue Gegenteil!

11. Beobachtung

Das Ergebnis demokratischer Mehrheitsabstimmungen im Parlament steht auf Grund der Mehrheitsverhältnisse zumeist schon vor der Abstimmung fest: *Die Mehrheitsfraktion oder Mehrheitskoalition wird ihre Interessen stets durchsetzen.* In strittigen Themenbereichen werden die Anträge anderer Parteien niedergestimmt – und sei es nur um zu vermeiden, dass in der Öffentlichkeit der Eindruck entsteht, die guten Ideen kämen von der Opposition. Die Mehrheit hat eine »Monopolstellung«, nur sie kann »verkaufen«.

Da also in Streitfragen nur die Vorschläge der Mehrheitsgruppierungen eine Chance auf Annahme haben und alle anderen von vorneherein chancenlos sind, gleicht das Parlament einer Marktwirtschaft, in der von vornherein feststeht, dass der größte Anbieter den Zuschlag erhält. Eine derartige Regelung aber wäre nicht die Grundlage, sondern das sichere »Aus« für eine freie Marktwirtschaft! Welchen Sinn sollte es für eine kleine Firma auch haben, ein qualitativ hochwertiges Produkt mit unübertroffenem Preis-Leistungs-Verhältnis zu entwickeln, wenn ohnehin feststeht, dass das Produkt des größeren Konkurrenten gekauft wird?

12. Beobachtung

Die Bevorzugung der Mehrheitsgruppierungen durch die demokratische Mehrheitsabstimmung verhindert den wirklichen Wettbewerb bei der Suche nach besseren Lösungen. *Die positiven Auswirkungen, die der Konkurrenzkampf in der freien Marktwirtschaft zeigt, sind auf das Parlament nicht übertragbar. Der Wettkampf der politischen Parteien in der Demokratie ist in erster Linie ein Kampf um die politische Macht. Diesem Machtkampf kann sich keine Partei, die politischen Einfluss nehmen will, entziehen. Gegenüber seinen Erfordernissen muss das Wohl des Volkes notgedrungen in den Hintergrund treten.*

Dies sieht man am deutlichsten in Wahlkampfzeiten. Dann werden die Zwänge des Machtkampfes derart übermächtig, dass sie die produktive politische Arbeit nahezu vollständig lähmen. Wenn man bedenkt, dass der Kampf um die Macht auch nach dem Wahlkampf nicht endet, dann wird sofort ersichtlich, dass diese systemischen Zwänge *stets* wirken. Vielen fällt die verschobene Zielsetzung der Politik dann allerdings nicht mehr auf. Erstens, weil sie es nicht anders kennen, und zweitens, weil im oben beschriebenen eigenartigen Schaukampf objektive Bewertungskriterien eben nicht vorhanden sind, mit deren Hilfe man zwischen reiner Machtpolitik und Politik zum Wohl des Gesamtstaates unterscheiden könnte.

Nun zur Rolle der Opposition in der Demokratie. Politiker der Opposition genießen in ihrer Eigenschaft als Parlamentarier in wahrscheinlich allen Demokratien berufliche und außerberufliche Immunität. Ihre Möglichkeit, die Machthaber ohne Sorge vor persönlichen Folgen zu kritisieren, stellt eine der großartigsten Errungenschaften der Demokratie dar. Sie ist der deutliche Bruch mit dem Meinungsterror und der Unterdrückung der Gedankenfreiheit sowohl durch weltliche Autoritäten als auch durch die Kirche, die man aus Jahrhunderten absolutistischer Denkweise gewohnt war.

Dennoch ist dieser geschichtlich gesehen so bedeutende Schritt zu klein geraten. Die Opposition erhält dadurch die Möglichkeit, die Arbeit der Regierung zu kritisieren, sie wird aber nie gezwungen den Beweis für die Richtigkeit ihrer Kritik anzutreten – zumindest nicht, solange sie in Opposition bleibt.

Aus systemischer Sicht ist es falsch, wenn der Kritiker zwar *im politischen Leben mitwirkt*, für seine Kritik aber *keinerlei Verantwortung* zu übernehmen braucht. Dies drängt geradezu zu verantwortungslosem Gebrauch der übertragenen Rechte! Es widerspricht auch allen sonst in der Demokratie geltenden Regeln. In ihr trägt bekanntlich jeder Einzelne die Verantwortung für sein Wirken und Handeln. Jeder *mündige* Einzelne! Mit Ausnahme der politischen Führung. Dadurch wird in Kauf genommen, dass auf oberster politischer Ebene beispielgebend genau jene Prinzipien der persönlichen Verantwortlichkeit verletzt werden, die man sonst *von allen* verlangt. Man bewirkt damit, dass *die Freiheit zum Kritisieren nicht nur als Kontrollfunktion genutzt* wird, sondern um Parteiinteressen durchzusetzen: ohne Rücksicht auf den Schaden, der dem Staat, der Allgemeinheit, dem Einzelnen dadurch entsteht.

13. Beobachtung

Aus systemischer Sicht nähert sich die Opposition in der Demokratie der Rolle eines verantwortungsfreien Querulanten, der noch dazu im Schutz seiner vermeintlichen Kontrollfunktion ungehindert Parteiinteressen verfolgen kann.

So treibt man in gewisser Weise den Teufel mit dem Beelzebub aus. Denn im Schutz dieser Verantwortungsfreiheit der Opposition können Demagogen und Volks-Verführer ihr aufhetzerisches Gedankengut unter die Bevölkerung bringen. Die in den Demokratien herrschende Furcht vor rechts- oder linksextremen Populisten ist ein beredtes Zeugnis für die Realität dieser Gefahr.

14. Beobachtung

Aus den angeführten Gründen ist offensichtlich, *dass den Demokratien auf Grund dieser »Querulantenfunktion« der Opposition großer Schaden erwächst.* Denken wir an die Regierungsperiode des amerikanischen Präsidenten Clinton. Die amerikanische Politik war monatelang gelähmt, weil die republikanische Opposition versuchte, den Präsidenten wegen einer Sexualaffäre[11] zu stürzen. Da Vergleichsmöglichkeiten fehlen, ist der Schaden, den die Opposition damit verursacht hat, kaum anzugeben. Und *weil der Schaden nicht messbar ist, bleibt die uneingeschränkte Querulantenfunktion in den Demokratien unangetastet.*

Diese Auswüchse verlangen geeignete Korrekturen. Eine starke, aber gefährliche Kraft entschärft man nicht, indem man ihr eine genauso starke, im Wesen aber genauso gefährliche Kraft gegenüberstellt. Niemandem würde es einfallen, sich einem Löwen anzuvertrauen um sich vor einem Tiger zu schützen! Systemisch richtig wäre es, der Opposition ihre Kritikmöglichkeiten zu erhalten, sie also beruflich und außerberuflich zu schützen wie bisher, während man sie aus der *politischen* Verantwortung für ihre Aussagen und Taten *nicht* entlassen dürfte: Beim Konsensieren kann die Opposition neben ihrer Kritik auch *Vorschläge* einbringen, die im Parlament ebenso dem Urteil der anderen Parteien unterliegen und Gesetz werden können wie die Anträge der Regierung. *Der Opposition wird es dadurch möglich, mit ihrer Kreativität am Geschehen im Staat verantwortlich gestaltend mitzuwirken. Aus dem Schaukampf könnte ein echter Wettbewerb um die bessere politische Lösung werden.*

DIE SYSTEMISCHEN GRENZEN DER DEMOKRATIE

Kennen Sie die Redensart: »Den Bock zum Gärtner machen«? Damit drückt der Volksmund großes systemisches Wissen aus. Eine Gärtnerei, in der der Bock Gärtner ist, wäre ein gutes Beispiel für ein schlecht entworfenes System. In dieser Gärtnerei würden nicht nur die zarten Pflanzen zertreten und der Boden zerwühlt, sondern auch die Früchte vorzeitig gefressen. Sie würde kaum Ertrag abwerfen. Die eingesetzten Mittel (der Bock als Gärtner) würden nämlich dem Systemziel (dem Ertrag der Gärtnerei) nicht entsprechen. Ein wichtiges systemisches Qualitätskriterium – das Prinzip von der Entsprechung der eingesetzten Mittel und Methoden eines Systems mit seinen Zielen – wäre verletzt.

Nun, die Demokratie gleicht einer solchen Gärtnerei! Und zwar aus folgendem Grund: Wer immer in einem machtorientierten politischen System etwas durchsetzen will, braucht dafür vor allem eines: *Macht!* Das Streben nach Macht *muss* daher primäres Ziel seiner Handlungsweisen sein. Erst dann, wenn er über genügend Macht verfügt, kann er an die Verwirklichung seiner ursprünglichen Ziele denken.

Diese machtorientierte Denk- und Handlungsweise wird in der Demokratie auf vorteilhafte Weise genützt. Die Machtvergabe wird mittels allgemeiner Wahlen von der Zufriedenheit des Volkes abhängig gemacht. Diese Koppelung ist geradezu genial. Die Macht ist der Anreiz für die Machtstrebenden und das Handeln zum Wohl des Volkes ist die Leistung, die sie dafür erbringen müssen. Nur wer dazu bereit und im Stande ist, soll Macht bekommen. In andere Worte gefasst lautet das zu Grunde liegende Prinzip etwa so: »Wer in der repräsentativen Demokratie an die Macht kommen oder an der Macht bleiben will, kann dies nur, wenn auch das Wohl des Volkes Ziel seines Wirkens ist.« Die Stabilität der Langzeitdemokratien bestätigt die Richtigkeit dieser Denkweise.

Wir wollen dieses Prinzip der Machtzuweisung jedoch genauer untersuchen und erhalten dadurch die

15. Beobachtung

Der erste Teil des eben formulierten Prinzips definiert einen genau bestimmten Personenkreis: »*Wer an die Macht kommen oder an der Macht bleiben will*«. In anderen Worten: *Die Demokratie braucht für ihr Funktionieren eine Führungselite von Menschen, die nach Macht streben.* Deren Machtstreben verknüpft sie dann zwar mit dem Wohl des Volkes, sie nimmt damit aber in Kauf, dass der »machtstrebende Bock« zum Gärtner wird, der dann sein Handeln dem Wohl des Volkes unterordnen soll.

Aus systemischer Sicht ist es sicher richtig, natürliche und energievolle Eigenschaften der Menschen entsprechend zu nützen um ein angestrebtes Ziel zu erreichen. Falsch ist es, wenn die ausgenützte menschliche Eigenschaft dem angestrebten Ziel entgegensteht. *Damit ist die Demokratie oft gekennzeichnet vom Widerspruch zwischen den erwünschten Handlungsweisen der Politiker, die auf das Gemeinwohl ausgerichtet sein sollten, und ihrem tatsächlichen Streben nach persönlichem Machtgewinn. Wenn das Gemeinwohl Ziel des Systems sein soll, dann dürfen die Auswahlkriterien für dessen Führungselite keine egoistischen Eigenschaften sein.* Die Demokratie verletzt somit das oben erwähnte Prinzip von der Entsprechung der eingesetzten Mittel eines Systems und seinen Zielen. Nicht egoistische, sondern altruistische und soziale Eigenschaften sollten die Auswahlkriterien sein, die den Aufstieg in die Führungselite begründen (dass dies keine utopische Schwärmerei von Fantasten ist, sondern sich aus den Gesetzmäßigkeiten des SK-Prinzips von selbst ergibt, sollte inzwischen hinreichend klar geworden sein!).

16. Beobachtung

Wenn die Mitglieder der Führungselite eines Systems vom Machtstreben geleitet sind, bedeutet dies einen teils versteckt, teils offen und mit aller Härte ausgetragenen Machtkampf ohne Ende! Und wer in einem Machtkampf bestehen will, muss alle Erfolg versprechenden Mittel anwenden, seien sie einwandfrei oder unfair. Er muss bereit sein, sich dabei wenn möglich auch über jede hinderliche Rücksichtnahme und jedes hinderliche Regelwerk hinwegzusetzen – sonst kommt er unter die Räder.

Daher muss es für jedes Machtsystem das Hauptanliegen sein, seine Strukturen gegen die zerstörerische Kraft des Machtkampfes durch entsprechend ausgeklügelte Methoden zu schützen. In Diktaturen ist dies zumeist ein System von sich gegenseitig überwachenden Geheimdiensten in Kombination mit einer nur dem jeweiligen Machthaber verpflichteten

Polizei- und Militärmacht. In der Demokratie, die auf Rechtsnormen aufbaut, muss ein ausgefeiltes System der Machtteilung und Kontrolle, von »checks and balances« die Stabilität sichern und dafür sorgen, dass der Machtwille der Politiker die Strukturen der Demokratie nicht sprengt. Die Entstehung Hitler-Deutschlands, die Perioden der Militärdiktatur in Griechenland oder in verschiedenen Staaten Südamerikas, aber auch etwa die IRA Irlands zeigen, dass der Aufwand, den die Demokratie zur Sicherung ihrer Strukturen treiben muss, nicht groß genug sein kann. Nixons Watergate, Kohls Parteispendenaffäre in Deutschland, mafiose Verbindungen italienischer Ministerpräsidenten etc. sind Beispiele, wie auch in stabilen westlichen Demokratien offizielle Machtträger den Machtkampf am Rande der Legalität oder sogar mit kriminellen Mitteln führen.

17. Beobachtung

In der Demokratie gilt: Macht braucht Kontrolle! Dies ist anerkannt. Die Verfahren der Demokratie sind deshalb zu einem großen Teil auf die Kontrolle der Macht ausgerichtet. Eigene Kontrollinstanzen sind eingerichtet. Sie binden Energie und kosten Geld. Es ist klar, dass diese Kontrolle nicht nur positiv wirkt, sondern die politischen Abläufe auch behindert und die produktive Arbeit verzögert. Das gegenseitige Überwachen der politischen Instanzen wird publikumswirksam inszeniert. Oft erwacht der »Jagdinstinkt« in den Kontrolloren und das »Abschießen« des politischen Gegners wird lustvoll betriebene Dauerbeschäftigung. Mehr davon kennen Sie sicher aus eigener Beobachtung ...

Wenn man diese Effekte vermeiden will, muss es Ziel eines einwandfreien systemischen Entwurfes sein, den Einfluss und die Rolle der Macht im Staat so weit wie möglich rechtlich einzudämmen, zu zähmen.

In der systemischen Konsenskultur hat Macht nicht mehr die heutige Bedeutung. Machtfreie Konfliktlösung wird gemeinschaftlich denkenden Menschen sowohl die Möglichkeit als auch den Anreiz bieten, sich politisch zu engagieren.

Doch weiter. Wie wir herausgearbeitet haben, gibt die Demokratie eine klare Antwort auf die aristotelische Frage: »Wer herrscht über wen?« Sie lautet: »Die Mehrheit herrscht über den Rest.« Man geht davon aus, dass die Mehrheit so herrschen wird, dass es ihr – also der Mehrheit der Bevölkerung – gut geht. Und damit gibt man sich in der Demokratie zufrieden.

Was aber ist mit den bei der Wahl unterlegenen, also den »beherrschten« Minderheiten? Hat man auf sie Rücksicht genommen? Moderne Demokratien schützen ethnische, religiöse oder kulturelle Minderheiten. Dies geschieht sowohl aus moralischem Verantwortungsgefühl für die sonst ohnmächtigen Gruppen als auch aus der Befürchtung, dass diese sonst mit illegalen Mitteln für die Anerkennung ihrer Bedürfnisse sorgen müssten und damit das Gefüge der Demokratie erschüttern könnten. Ein über die Grundrechte hinausgehender »Schutz« für die überstimmte *politische Minderheit* ist in der Demokratie jedoch nicht vorgesehen. *Ihre* Wünsche können von der Mehrheit im Parlament jederzeit niedergestimmt und damit legal übergangen oder sogar unterdrückt werden.

18. Beobachtung

Das Recht der Mehrheit in der Demokratie entspricht in seinen politischen Auswirkungen genau dem, was man seit Jahrtausenden das »Recht des Stärkeren« nennt! Der Unterschied zu anderen Herrschaftssystemen ist nur, dass der »Stärkere« in der Demokratie eben die Mehrheit ist und er seine Willkür nicht direkt durchsetzen kann, sondern sie zuerst in Gesetze gießen muss. Außerdem wird er nicht durch körperliche oder Waffengewalt ermittelt, sondern durch periodische Wahlen. Aber obwohl ein Machtwechsel in der Demokratie leichter möglich ist als in Diktaturen und auch zumeist auf geordnete Art vor sich geht, gibt es dennoch keine moralische Berechtigung des Stärkeren, sich über die Interessen des Schwächeren einfach hinwegzusetzen – nur weil es ihm faktisch möglich ist. Eine Gesellschaft, die dies duldet, ja laut ihren Grundsätzen sogar gutheißt, zeigt ihre Unzulänglichkeit und auch Hilflosigkeit im Umgang mit der Macht. Es ist *nicht gerechtfertigt*, wenn sich eine Zivilisation als »hochwertig« bezeichnet, nur weil sie die Regeln zur Bestimmung des Stärkeren verfeinert hat, sich aber vom »Recht des Stärkeren« *nicht grundsätzlich* trennt.

Also wird das systemische Gesetz von der Entsprechung zwischen Zielen und Methoden eines Systems von der Demokratie auch verletzt, indem sie auf das »Recht des Stärkeren« als Grundlage ihrer Entscheidungen aufbaut: Wenn das Wohl des gesamten Volkes Ziel der Demokratie ist, dürfen die Anliegen der politischen Minderheiten nicht einfach übergangen werden. Denn das Recht des Stärkeren erzeugt notgedrungen Ängste im Schwächeren! Und wo immer es Angst gibt, sind Hass und Gewalt nicht weit. Von gewalttätigen Demonstrationen bis zum politischen Mord durch fanatisierte Gegner reicht die Skala der Gewalttaten auch in den Demokratien der Gegenwart.

19. Beobachtung
Wenn Angst, Hass und Gewalt in der Demokratie auftreten, so sind sie oft genug systemisch hervorgerufene Auswirkungen einer Staatsform, die sich zum Recht des Stärkeren bekennt, die also nicht stets und in jedem Augenblick den Interessensausgleich unter allen Beteiligten sucht. Angst und Hass bleiben bei Benachteiligten bestehen, auch wenn es der bestimmenden Mehrheit im Staate gut geht!

20. Beobachtung
Aus diesem Blickwinkel gesehen hat die Demokratie die an sie gestellten Anforderungen nicht erfüllt. Sie hat ohne Zweifel für das Wohl des Volkes viel geleistet. Doch *sie verhindert durch bisher nicht behobene systemische Schwächen das tatsächliche Erreichen der einstmals so hoch gesteckten Ziele* und ist stattdessen an unüberwindbar scheinende Grenzen gestoßen.

Die Grundlage einer wirklich hochwertigen Zivilisation müsste das Bemühen sein, in jedem Konfliktfall den *Interessenausgleich unter allen Beteiligten* zu suchen! Nur wenn all ihre politischen Mechanismen und Verfahren auf dieses Bemühen ausgerichtet sind, unterscheidet sie sich von jenen Primitivkulturen, in denen der Stärkere bestimmt, was die Schwächeren erdulden müssen. Hätten unsere Vorfahren nach höherwertigen Grundsätzen gehandelt, wäre ihr Zerstörungswerk an fremden Kulturen unmöglich und viele dunkle Schatten abendländischer Geschichte vermeidbar gewesen. Ob dies nun die Kolonialisierung anderer Erdteile und deren Ausbeutung zu Gunsten der Kolonialherren waren, der Sklavenhandel, die Glaubenskriege oder auch die Kriege der Neuzeit, die für »Gott und Vaterland« und unter der Flagge des Nationalismus geführt worden sind.
Konsensieren führt zum erwähnten Ausgleich unter den Interessen aller Beteiligten. Hier aber gehen wir zunächst noch weiter: Nicht nur auf die *menschlichen* Beteiligten ist in einer hoch stehenden Zivilisation zu achten, sondern auf *alle.* Dazu gehört nach heutigem Verständnis die gesamte natürliche Umwelt, ob Tier oder Pflanze, und sogar die unbelebte Natur. Dies wäre die Grundlage einer Gesellschaftsentwicklung, die von selbst verschuldeten Katastrophen weit gehend verschont bliebe.
Wie die Geschichte zeigt, ist diese letzte Forderung nicht nur Frage einer zukunftsweisenden Ethik und Achtung der Natur, sondern durchaus eine Notwendigkeit im Sinne eines längerfristigen Wohlergehens der Menschen selbst. Wenn man vor 2000 Jahren schon so gedacht hätte, wäre uns möglicherweise die Unfruchtbarkeit größerer Teile der Sahara und des

Karstes erspart geblieben. Dass Luft und Wasser nicht beliebig verschmutzt werden können, ohne dass sich Rückwirkungen auf den Menschen ergeben, ist heute eine Binsenweisheit. Und auch die Kranken, Toten und die Kosten des europaweiten BSE-Skandals hätten vermieden werden können, wenn man Achtung vor der Natur der Rinder als Pflanzenfresser gehabt hätte und sie nicht in Massentierhaltungen und zu Gunsten eines gesteigerten Profits mit »Mehl« aus Tierkadavern zu Aasfressern vergewaltigt hätte.

Und somit schließt sich der Kreis: Denn was wir eben für die Natur gezeigt haben, gilt auch innerhalb der menschlichen Gesellschaft. Wenn jede und jeder Einzelne sich darauf *verlassen* kann, dass im Sinne des Interessensausgleichs auch *ihre/seine* Bedürfnisse bestmöglich berücksichtigt werden, kann Vertrauen entstehen. Dieses Vertrauen kann Ängste auflösen, die aus den oben angeführten systemischen Gründen die Menschen weltweit befallen haben. Und wenn Angst und Hass schwinden, können endlich auch Kampf und Gewalt nachlassen.

Je besser einer Gesellschaft dieser Interessensausgleich aller Beteiligten gelingt, desto weniger Energie wird im Austragen des Gegeneinanders, der Rivalitäten, des Kampfes verloren gehen. Und je weniger Energie verloren geht, desto mehr steht für den produktiven Einsatz zur Verfügung.

Politisch handeln heißt ständig entscheiden. Daher beeinflussen die Gesetzmäßigkeiten des verwendeten Entscheidungsverfahrens das politische Klima so wesentlich. Konsensieren als Werkzeug des Entscheidens ist *aus systemischen Gründen* wie geschaffen mit dem Konfliktpotenzial auch Angst und Hass abzubauen.

V. Teil

Eine Gesellschaft mit anderen Eigenschaften

SO FÄNGT'S AN

Haben Sie öfters mit Abstimmungen zu tun? Etwa in einer Gruppe oder in einem Verein? Dann kennen Sie den üblichen Ablauf: In irgendeiner Angelegenheit, die den Verein betrifft, gibt es unterschiedliche Vorstellungen in der Gruppe. Im Verlauf einer mehr oder weniger hitzigen Debatte werden diese auf einige wenige Anträge und Gegenanträge reduziert. Dann wird abgestimmt. Trotz gemeinschaftlicher Zielsetzung kann es dabei zu regelrechten Kampfabstimmungen kommen, zum systembedingten Gegeneinander, das wir ausführlich beschrieben haben.
Wenn Sie in ihrer Gruppe ähnliche Probleme beobachten, könnten Sie vielleicht erreichen, dass an Stelle der nächsten demokratischen Abstimmung konsensiert wird. Das erfordert natürlich einige Überzeugungsarbeit. Sie könnten einen Vortrag halten oder dieses Buch besprechen. Die beste Überzeugungsarbeit leistet allerdings eine erfolgreich durchgeführte Konsensierung. Wenn Sie dabei Unterstützung wollen, springen wir gerne mit einem Vortrag ein oder organisieren mit Ihnen gemeinsam den ersten Versuch.
Berichten Sie uns bitte über Ihre Erfahrungen mit dem Konsensieren (den Kontakt hierzu finden Sie am Ende des Buches unter »Konsensieren für alle«). Interessante Beiträge werden wir im Internet veröffentlichen. Dadurch können auch andere frühzeitig daraus lernen. Die bemerkenswertesten werden wir im Buch beschreiben, sobald eine nächste Auflage herauskommt.

Die Einsatzgebiete des Konsensierens sind vielfältig. Auch dabei könnten Sie kreativ werden; egal, ob es sich nun um kleine und kleinste Gruppen mit besonderen Problemstellungen handelt oder um große Aufgaben der Konfliktlösung. Es ist schwer, die theoretischen Grenzen des Verfahrens im Voraus anzugeben. Von der Theorie her erscheint der Einsatz überall dort sinnvoll, wo es um Entscheidungen geht, von denen die Stimmberechtigten entweder persönlich betroffen sind oder als Bevollmächtigte die Betroffenen vertreten.
Wir haben uns im Vorhergehenden hauptsächlich mit derartigen Entscheidungen beschäftigt. *Aber es gibt auch Fälle, in denen Konsensieren nicht sinnvoll ist.* Die Wahl einer Schönheitskönigin etwa wäre ein Bei-

spiel dafür. Die Schönheitsköniginnen sind zwar betroffen, aber sie wählen nicht selbst und es ist nicht Aufgabe der Abstimmenden, die Interessen der Kandidatinnen zu vertreten.
Auch dort, wo wirklich alle Abstimmenden betroffen sind, ist eine weitere Voraussetzung zu beachten. Es werden sich nur solche Gruppen für den Einsatz der Konsensierung eignen, in denen alle Stimmberechtigten die konsensierte Lösung mittragen und mitverantworten. Dies ist überall zu beachten, selbst im Umgang mit Minderjährigen.
Zum Beispiel in einer Schule, wenn sich Lehrer und Schüler für das Ziel einer Wanderung entscheiden wollen, die im Lehrplan steht. Lehrer und Schüler nennen in Frage kommende Ziele. Der Lehrer sortiert die Vorschläge aus, für die er nicht die Verantwortung übernehmen kann. Dann kann konsensiert werden. Der Lehrer nimmt im Weiteren unter den Stimmberechtigten keine Sonderstellung mehr ein und ist dem Ergebnis der Konsensierung genauso verpflichtet wie die Schüler.
Dagegen wird der Pilot eines Flugzeuges sicher nicht mit seinen Passagieren konsensieren, ob er beschleunigen soll oder nicht! Dafür sind die Verantwortlichkeiten und Kenntnisse zu unterschiedlich.

Wenn Sie erstmalig konsensieren, denken Sie aber bitte daran, dass sich die Vorteile erst zeigen, wenn mehrere Alternativen zur Auswahl vorliegen. Wir schlagen daher vor, dass im Sinne eines »brainstormings« alle Interessengruppen zuerst ihre unterschiedlichen Anträge formulieren. Diese werden auf einer Schautafel für alle sichtbar mit Kurzbezeichnung angelistet. Nach einer allfälligen Debatte werden die Pro-Stimmen bestimmt und es wird über alle Anträge zugleich konsensiert. Die Abstimmenden ordnen – jeder für sich – auf einem Konsensierungszettel den einzelnen Alternativen ihre W-Stimmen zu. Diese Zettel werden eingesammelt und ausgewertet. Die nötigen Hilfsmittel (Konsensierungszettel, genaue Verfahrensbeschreibung etc.) finden Sie, wie schon erwähnt, im Anhang – oder Sie fordern, wie schon erwähnt, unsere Hilfe an.
Wenn Ihnen der Start gelingt, wird Ihre Gruppe oder Ihr Verein anhand der praktischen Erfahrungen vom Konsensieren überzeugt sein. Sie haben dann nicht nur der Gemeinschaft einen guten Dienst erwiesen, sondern auch einen wichtigen Beitrag geleistet, die Gesellschaft auf dem Weg zur systemischen Konsenskultur in Bewegung zu setzen. So »harmlos« kann dieser Weg in völlig unpolitischen und unkritischen Bereichen beginnen. Seine Fortsetzung werden wir in einem späteren Kapitel beschreiben.
In einem Verein sollte es ja zumeist um das sinnvolle Miteinander gehen – und da bietet sich das Konsensieren als machtfreies Entscheidungsins-

trument besonders an. Eventueller Widerstand gegen seinen Einsatz kann begründet sein, er kann aber auch ein Anzeichen dafür sein, dass im Verein um Machtpositionen gekämpft wird oder solche verteidigt werden. Und überall dort, wo der bittere Beigeschmack entsteht, dass herkömmliche Abstimmungsverfahren dazu benützt werden, den ursprünglichen Sinn und Zweck einer Gemeinschaft zu unterlaufen, Machtpositionen aufzubauen und abzusichern, ist Konsensieren der Ausweg.
Es wird demnach von Anfang an Gruppen, Organisationen oder Gremien geben, die sich für das Konsensieren besonders eignen, die also sofortigen Nutzen daraus erwarten dürfen. Dies sind all jene Gemeinschaften, in denen auch heute schon nach Konsensentscheidungen gesucht wird. Wir denken hier auch an kleinste Gemeinschaften wie die Familie und Teams, aber auch – neben den Vereinen – an gemeinnützige Organisationen, Selbstverwaltungsgruppen, Alternativbewegungen, NGOs und Konferenzen aller Art. Sie alle können eigentlich sofort »loslegen«.
In Gruppen, in denen es des Öfteren kriselt, weil notwendige Abstimmungen nach dem Mehrheitsprinzip Konflikte auslösen und Feindschaften vertiefen, statt sie aus der Welt zu schaffen, kann Konsensieren durch seine integrative Kraft wie ein gruppenpsychologisches Heilverfahren wirken.
Überall wo Machtstreben im Spiel ist, aber friedliche Konfliktlösung im Vordergrund steht, kann Konsensieren seine integrative Kraft entfalten. Es stimmt uns zuversichtlich, dass seine Anwendungen nahezu unbegrenzt sind. Ob im Kreis der Erzieher und Lehrer oder in Schlichtungsstellen, bei Mediatoren und Gerichten (außergerichtlicher Vergleich), in politischen Parteien in deren internen Entscheidungsprozessen, in staatlichen Institutionen, bei Friedensverhandlungen, diplomatischen Vermittlungsversuchen, immer wird sich Konsensieren für all jene, die es als verbindlich anerkennen, als nützliches Werkzeug erweisen.

Ein weites Forschungsgebiet tut sich auf. Vergleichsgruppen könnten untersucht werden, von gleicher Größe und Zusammensetzung, welche die gleichen Aufgaben mittels unterschiedlicher Entscheidungsverfahren zu lösen hätten. Die einen sollten, wenn Gruppenentscheidungen notwendig werden, demokratisch abstimmen, die anderen konsensieren. Dabei wäre zu untersuchen, wie sich die erzielten Lösungen unterscheiden. Welcher Menschentyp tritt dabei jeweils in den Vordergrund? Wie ist die Gruppenstimmung sowohl während des Entscheidungsprozesses als auch danach? Und zwar sowohl bei einmaliger Entscheidung als auch nach einer Vielzahl derartiger Prozesse? Wie wirkt das Verfahren auf die Kreativität der Teilnehmer? Gibt es einen objektiven Zusammenhang zwischen

Qualität und normiertem Widerstandswert der konsensierten Lösung? Welche Schlüsse kann man aus der Streuung der normierten Widerstandswerte der verschiedenen Alternativen einer Konsensierung ziehen? Vielleicht sind genauere Kriterien zu entwickeln, wann die demokratische Mehrheitsentscheidung und wann Konsensieren zielführend eingesetzt werden sollte.

Auch das im Ausklang angeführte »vereinfachte Konsensieren« sollte in die Untersuchungen mit einbezogen werden. Weiters bedarf der im Kapitel »Im Parlament« vorgeschlagene Stimmengrenzwert zur Verhinderung absoluter Mehrheiten genauerer Untersuchungen um wirksames Konsensieren zu gewährleisten.

Diese und ähnliche Forschungsarbeiten anzuregen ist eines der Hauptziele unseres Buches. Sollte sich Konsensieren auch in strengen Untersuchungen bewähren, könnte es in Organisationen der internationalen Zusammenarbeit eingesetzt werden. Zum Beispiel könnte es sich für die EU als der rettende Ausweg herausstellen, der der Gemeinschaft auch bei größeren Zahlen von Mitgliedsstaaten die Handlungsfähigkeit sichert. Die wachsende Zahl der stimmberechtigten Mitgliedsstaaten wird bisher als Erschwernis und nicht als zusätzliche Chance betrachtet. Eine Chance, die mit den herkömmlichen Entscheidungsverfahren tatsächlich nicht genützt werden kann.

Konsensieren gibt allen beteiligten Staaten die Sicherheit, dass gemeinsam jene Lösung angestrebt und gefunden wird, die in der Gemeinschaft den geringsten Widerstand hervorruft und nicht den Verdacht erwecken kann, Ausdruck des Vormachtstrebens einzelner Staaten oder Staatengruppen zu sein. Überall dort, wo sich die Zufriedenheitsbereiche der Staaten überlappen, würden Vereinbarungen rasch und konfliktfrei gefunden werden.

Einfacher als die EU könnte die UNO auf Grund des gleichen Vorschlagsrechts aller Staaten Konsensieren sofort nützen. Ohne Änderung der sonstigen Verfahren könnte es als Entscheidungsinstrument eingesetzt werden – als Übergangslösung eventuell mit der Möglichkeit eines *nachträglichen* Vetos der ehemaligen Großmächte, solange diese vom Machtdenken nicht lassen können.

Das Erproben des Verfahrens in derart mächtigen Gremien, wenn möglich begleitet von Untersuchungen der Friedensforschung, wäre für die Weltgemeinschaft ein großer Schritt in Richtung Frieden. Ob die Realität den hier geschilderten positiven Erwartungen in allen Fällen gerecht werden kann, bleibt natürlich abzuwarten.

Doch auch dann, wenn internationale Machtpolitik zunächst nicht in Betracht gezogen wird, werden wissenschaftliche Untersuchungen wertvolle Aufschlüsse geben. Denn wie wir gezeigt haben, wird das Konsensieren voraussichtlich andere Ergebnisse erbringen als die demokratische Mehrheitsabstimmung, *selbst wenn dieselben Stimmberechtigten entscheiden.* Das sollte nicht beunruhigen, denn diese Entscheidungen entsprechen dem Gemeinwohl besser als das Diktat einer Mehrheit. Tatsächlich werden es aber wahrscheinlich ganz andere Menschen sein, die in die Konsensierungsgremien gewählt werden, denn die von ihnen erwarteten Lösungen werden nicht machtorientiert sein.
Die Motive des Machtgewinns und des persönlichen Machtgebrauchs werden in der Gesellschaft an Bedeutung verlieren, sobald sich Konsensieren als Grundlage der Entscheidungsbildung durchsetzt. Egozentrische Machtmenschen haben dabei nur dann Chancen etwas zu bewirken, wenn es ihnen gelingt, sich selbst zu wandeln. Andernfalls riskieren sie den Frust permanenter Erfolglosigkeit.
Die Zukunft wird zeigen, ob es genügend andere Menschen geben wird, die ihre Erfüllung darin finden, im Interesse der Gemeinschaft an sachlichen Lösungen zu arbeiten und für sie kreativ zu sein. Solche Menschen auch, die vielleicht bisher durch die Aussicht auf den bevorstehenden Machtkampf und den damit verbundenen nutzlosen Energieverschleiß samt persönlichen Anfeindungen von der Mitarbeit in solchen Gremien nichts wissen wollten.
Das gesellschaftliche Ansehen, das durch intelligente Mitarbeit im Dienst der Gemeinschaft entstehen kann, wäre dann auch jenen Menschen zugänglich, die nicht zu hemdsärmeligen Methoden bereit sind. Die Qualität ihrer Vorschläge würde ihren Einfluss begründen. Eine völlig andere Arbeitsatmosphäre und Arbeitsweise könnte sich entwickeln. *Die Friedfertigen, Wohlwollenden, sozial Denkenden, denen das Gemeinwohl am Herzen liegt und der Machtkampf ein Gräuel ist, bekämen eine Chance auf vielen Ebenen, am Gedeihen der Gesellschaft gestaltend mitzuwirken.*
Wie der Literatur der Frauenbewegung zu entnehmen ist, wünschen sich viele Frauen Organisationsformen, in denen sie sich nicht erst machtkämpfend hochboxen und durchsetzen müssen. Sie wären dann bereit, sich in höherem Maße gesellschaftlich und politisch einzubringen.

Wenn Konsensieren sich in vielen unpolitischen Bereichen der Gesellschaft bewährt hat, kann es auch in den politischen Gremien der Demokratie Einzug halten. Bevor wir mit Ihnen aber einen Ausflug ins Parlament der systemischen Konsenskultur unternehmen, lassen Sie uns hier noch einige persönliche Worte hinzufügen: Wenn einem Entscheidungsverfahren der Ruf vorauseilt, den demokratischen Abstimmungsmechanismen überlegen zu sein, wird sich mancher davon angesprochen fühlen. Die einen werden es erproben wollen, die anderen werden sich dagegen wehren. Es kann daher sein, dass man versuchen wird, dieses Buch ideologisch abzustempeln und in irgendein politisch gefärbtes Eck zu drängen. Oder man unterstellt uns vielleicht sogar, darin die Interessen irgendwelcher anonymer Auftraggeber zu vertreten.

Demgegenüber möchten wir betonen, dass wir dieses Buch *ausschließlich* aus eigener Initiative geschrieben haben. Impuls dafür war unser eigenes Unbehagen mit den Geschehnissen in den heutigen Demokratien. Wir haben versucht, unsere jahrzehntelange systemanalytische Erfahrung beim Einsatz komplexer Computeranwendungen für die Gesellschaft und die Demokratie nutzbar zu machen. Nichts weiter.

IM PARLAMENT

Zuerst die zukünftigen Grundlagen:

- Zu jedem anstehenden Problem kann jede Partei *einen* Lösungsvorschlag einbringen
- Jeder Abgeordnete hat *eine* Pro-Stimme
- Im Allgemeinen wird der Lösungsvorschlag einer Partei von allen ihren Abgeordneten durch Pro-Stimmen unterstützt

Vor diesem Hintergrund wollen wir nun zeigen, wie tief greifend sich die politische Landschaft verändert, wenn Konsensieren im demokratischen Parlament als verbindliches Entscheidungsinstrument angewendet wird. Wir beziehen uns dabei nur auf systembedingte Gesetzmäßigkeiten, die also unabhängig von der augenblicklichen Zusammensetzung der Parlamentsparteien gelten. Unsere Vorhersagen sollen nur Tendenzen beschreiben, die ohne gewagte Hypothesen einleuchten. Nicht alle Entwicklungen sind vorhersehbar.
Parlamente, in denen an Stelle der demokratischen Abstimmung konsensiert wird, werden sich nicht nur in ihrer Arbeitsweise, sondern auch in ihrer Zusammensetzung und politischen Rolle von den Parlamenten heutiger Demokratien unterscheiden. Betrachten wir zuerst die Mandatsverteilung in einem Parlament der systemischen Konsenskultur.

Small is beautiful: Auch in den heutigen Demokratien gibt es Gründe, eine Kleinpartei zu wählen. Der Wähler jedoch, der seine Interessen im Parlament möglichst gut vertreten haben will, wünscht sich eine möglichst stimmenstarke Partei. Die Attraktivität einer Kleinpartei im demokratischen Parlament, die dort kaum etwas durchzusetzen vermag, ist daher eher gering. Die Chancen einer neuen Kleinpartei, ins Parlament einzuziehen, sind umso geringer.
In der systemischen Konsenskultur herrschen andere Verhältnisse. Gerade durch Konsensieren kann im Parlament auch mit vielen Parteien gut gearbeitet werden. Wie sich im Kapitel »Kleinkariert« und schon vorher beim »Familienmittagstisch« gezeigt hat, schadet strategisches Konsensieren den eigenen Interessen. Dementsprechend ist mit Ablehnung aus rein strategischen Gründen nicht zu rechnen und es werden sich jene Vor-

schläge durchsetzen, die tatsächlich besser, intelligenter, nachhaltiger, ausgleichender und weitreichender sind als alle anderen – und zwar weit gehend unabhängig von der Größe der Urheber-Partei. Da also auch die Lösungsvorschläge von Kleinparteien erstmals gute Chancen haben, kann der Wähler nun ohne Nachteil auch einer Kleinpartei seine Stimme geben, sofern ihn ihr Programm überzeugt.

Politische Parteien der Demokratie sind alles eher denn einheitliche Gebilde mit einheitlichen politischen Ansichten und Zielen. Oft sind sie durch interne Flügel- und Machtkämpfe geradezu zerrissen. Sie benötigen Integrationsfiguren, »Parteigranden«, um das Parteivolk und die unterschiedlichen Interessensgruppen – oft nur mühsam – zusammenzuhalten. Die politische Richtung, die eine Partei im Parlament vertritt, entspricht häufig nur einem Teil der Partei, zumeist dem im Moment mächtigsten Flügel, oder auch nur der Meinung einer kleinen Führungsschicht. Alle anderen müssen sich – innerlich mehr oder weniger überzeugt – der Parteidisziplin beugen. Bei den Abstimmungen im Parlament ist »Fraktionszwang« gefordert. Großparteien sind daher nur Kunstprodukte, die in der heutigen Demokratie notwendig sind, um ihren Vertretern jenes Gewicht zu verschaffen, mit dem diese sich im politischen Leben, besonders im Parlament, durchsetzen sollen.

Im Kapitel »Hohes Haus« haben wir gezeigt, dass in der systemischen Konsenskultur nicht das Stimmgewicht allein entscheidet, sondern vor allem die Qualität des Vorschlages. Das machtorientierte Kunstprodukt »Großpartei« ist kein Abbild der Meinungsvielfalt in der Bevölkerung und wird wahrscheinlich nicht mehr entstehen. Auch die größten Parteien werden in einem Rahmen bleiben, in dem Konsensieren seine volle Wirkung entfaltet[12]. Dies rechtfertigt im Nachhinein unsere Aussage, dass Konsensieren ein Entscheidungsinstrument ist ohne ein Machtinstrument zu sein.

Vertrauen ist gut, Kontrolle ist besser. In der systemischen Konsenskultur muss per Verfassungsgrundsatz die Hürde klein gehalten werden, die eine neue Partei überwinden muss um ins Parlament einzuziehen. Dann ist anzunehmen, dass im Parlament mehr Kleinparteien als heute vertreten sein werden. Wenn sie ihren Verbleib im Parlament langfristig sichern wollen, werden sie mit guter Arbeit und konkreter Problemlösungsfähigkeit bemüht sein müssen ihre Wähler zufrieden zu stellen. Sie übernehmen dadurch eine wichtige Reinigungsfunktion, die Rolle des »Hechts im Karpfenteich«. Denn umgekehrt bedeutet natürlich gute Arbeit der kleinen Parteien für die großen, dass auch sie sich anstrengen müssen, sich

durch Konsensierungserfolge zu behaupten, wenn sie ihre Wähler nicht an besser arbeitende Kleinparteien verlieren wollen – oder an solche, die mit neuen Programmen ins Parlament drängen.
Wir möchten hier die Bedeutung des oben erwähnten Verfassungsgrundsatzes noch einmal hervorheben. Die eben herausgearbeiteten Zusammenhänge sind überaus wichtig, um durch Konsensieren ein befriedigendes Arbeiten des Parlaments für das Gemeinwohl zu erreichen. Im neuen Parlament ist ja auf Grund der Gesetzmäßigkeiten der Konsensierung für Machtstreben kein Platz mehr. Daher ist auch die in der Demokratie wirkende Koppelung nicht mehr wirksam, die das Machtstreben der Politiker an die Arbeit für das Wohl des Volkes bindet (Sie erinnern sich an den »Bock als Gärtner« im Kapitel über die systemischen Grenzen der Demokratie). Eine *neuartige* Koppelung muss verhindern, dass die Abgeordneten und Parteifunktionäre durch Absprachen – auch über Parteigrenzen hinweg – eigene Interessen verfolgen und dabei das Volkswohl aus den Augen verlieren. Eine solche Koppelung haben wir im obigen Zusammenhang gefunden. Es ist die Chance, im politischen Leben mit seinem Wirken und seinen Ideen zum Wohl der Gemeinschaft Einfluss nehmen und mitwirken zu können: Eine Partei, die sich nicht dem Wohl des Volkes verpflichtet fühlt, wird ihren Platz im Parlament schnell räumen müssen, um gemeinschaftlich ausgerichteten Parteien Platz zu machen.
Wenn also durch die »Hechte im Karpfenteich« gesichert ist, dass die Arbeit des Parlaments der Bevölkerung dient, können wir voll Optimismus erwarten, dass all die wünschenswerten Vorteile der Konsensierung, die wir in den vorhergehenden Kapiteln herausgefunden haben, auch im Parlament zum Tragen kommen. Aber nicht nur das: Das oben skizzierte Auswahlkriterium für den Verbleib einer Partei im Parlament der systemischen Konsenskultur harmoniert hervorragend mit dem Prinzip der Konsensierung und erzeugt weitere bemerkenswerte Gesetzmäßigkeiten:

Wettbewerb und Teamgeist: Das erwünschte Arbeitsziel des Parlaments heißt: gute Lösungen für den Gesamtstaat erarbeiten. Nur wenn eine Partei sich konstruktiv an diesem Prozess beteiligt, wird sie im Parlament überleben. Sie wird sich bewähren, wenn ihre Lösungsvorschläge oft wertvolle Impulse liefern, die letztlich zu den konsensierten Lösungen führen. Ihre Lösungsansätze müssen weniger Ablehnung erfahren als die der anderen Parteien.
Im Parlament entsteht daher systembedingt der Wettbewerb: »Wer schafft die beste Lösung für *alle,* also jene, welche die geringste Ablehnung erfährt?« Dieser Wettbewerb erzeugt eine außerordentliche Schubkraft.

Denn es geht dabei nicht nur um das Durchsetzen einzelner Lösungen, sondern längerfristig um öffentliches Ansehen und letztlich den Verbleib der Partei im Parlament.
Zur »besten Lösung für alle« kann nur jene werden, die auch den *Bedürfnissen aller Andersdenkenden* Rechnung trägt. Jede Partei ist damit nicht nur dem gemeinsamen Arbeitsziel verpflichtet, die anstehenden Probleme auf intelligente Weise zu lösen, sondern sie muss auch – wie schon im SK-Prinzip als »konfliktlösende Verhaltensumkehr« beschrieben – auf die Zufriedenheit der anderen Parteien mit den von ihr vorgeschlagenen Lösungen achten. Aus dem Parlament der ehemals ideologisch eingebunkerten erbitterten Gegner wird in der systemischen Konsenskultur eine Arbeitsgemeinschaft, deren Mitglieder am gleichen Strang ziehen. Abgeordnete, die nicht konstruktiv mitarbeiten, werden weder in der Partei noch im Parlament Erfolge verzeichnen und sich daher nicht halten können.

Qualität der Parlamentsarbeit: Die systembedingte Zusammenarbeit im Parlament der systemischen Konsenskultur bedeutet aber auch, dass man nicht mehr dem Zwang unterliegt, gute Ideen der Andersdenkenden durch Kritik zunichte machen zu müssen. Man kann vielmehr auf ihnen aufbauen um aus ihnen noch bessere Lösungen zu entwickeln. Das ergibt gegenseitige Inspiration bei der Suche nach den besten Lösungen. Dass dadurch die Chancen steigen, gute Lösungen zu erhalten, ist offensichtlich. Und zwar wahrscheinlich sogar *objektiv bessere* Lösungen als heute, wo eine Gesetzesvorlage oft von den einen im Alleingang entwickelt wird, während die anderen sich vor allem darauf konzentrieren, diese zu Fall zu bringen.
Die bis jetzt gefundenen Vorteile ergeben sich allgemein aus den Gesetzmäßigkeiten der Konsensierung bzw. aus ihrem Zusammenspiel mit dem Wählerentscheid, dem die Abgeordneten und ihre Parteien unterworfen sind. Konsensieren in Verbindung mit der Aufgabenstellung und Arbeitsweise des Parlaments ergibt noch zusätzliche Vorteile:

Qualitätskontrolle: Sie erinnern sich vielleicht noch an unser Beispiel vom absurden Wettlauf im Kapitel »Schaukampf«? Und daran, dass wir in diesem Beispiel gezeigt haben, weshalb es im Rahmen der heutigen Demokratie keine Vergleichsmöglichkeit der Arbeit der politischen Parteien im Parlament und in der Regierung gibt?
Wieder herrschen in der systemischen Konsenskultur andere Verhältnisse. Bei der Konsensbildung im Parlament verteilt sich die Verantwortung auf alle Parteien: Von jeder Parlamentspartei wird bei jenen Themen, bei de-

nen sie Einfluss nehmen und mitsprechen möchte, ein Lösungsvorschlag zur Konsensierung erwartet, sonst setzt sie sich dem Verdacht der Inkompetenz aus. Damit ist gesichert, dass sich alle Parteien, denen ein Thema wichtig ist, auch tatsächlich mit dem Problem beschäftigen. Die demokratische Unsitte destruktiver Kritik ohne eigenen Lösungsvorschlag wäre dadurch überwunden.
Jede Partei hat die Chance, mit ihrem Vorschlag die »beste« Lösung einzubringen. Keine von ihnen könnte später darauf verweisen, es besser gewusst zu haben. Die Zahl der konsensierten Gesetzesvorschläge, die eine Partei durchgebracht hat, stellt somit ein nahezu objektives Maß für den Erfolg ihrer Parlamentsarbeit im Vergleich zu den anderen Parteien dar. Diese Erfolge kann die Partei publizistisch auswerten. Und Parteien, die im Vergleich zu ihrer Größe keine oder nur wenige nennenswerte Erfolge aufzuweisen haben, werden vom Wähler – wie erwähnt – auf das angemessene Maß zurückgestutzt oder gar aus dem Parlament gedrängt werden.

Motivation: Die Erfolgschance, die die Konsensierung jedem Lösungsvorschlag im Parlament bietet, eröffnet auch dem Einzelnen neue Chancen. Es muss im Interesse jeder Partei liegen sich nicht auf wenige Vordenker zu beschränken, sondern all ihre kreativen Köpfe zur Mitarbeit anzuregen. Wenn sich der Einsatz von Arbeitskraft für den Einzelnen lohnt, wird der Wettbewerb angeregt auf eigenem Können und eigener Kreativität aufzubauen um Besseres zu erarbeiten.
Das ist eine Herausforderung, der sich jeder stellen muss, wenn er seinen Platz in einer Gruppe rechtfertigen will, die auf Konsensierung aufbaut! Und jede Partei, die auf das politische Geschehen im Parlament Einfluss nehmen will, wird gut beraten sein, aus ihren Reihen nur diejenigen als Mandatare ins Parlament zu entsenden, die sich als die Kreativsten und Einsatzfreudigsten erweisen. Das Ansehen, das man diesen Leuten dann sowohl innerhalb der Partei als auch in der Bevölkerung entgegenbringen wird, wird verdient und berechtigt sein. Denn es gilt dabei noch immer: Wer dem eigenen Vorteil oder egozentrischen Interessen nachjagt, wird in diesem Wettbewerb chancenlos sein! Die klügsten Köpfe werden gefragt sein, Politik als einen intelligenten und rücksichtsvollen Wettbewerb zu betreiben.
Da der Erfolg in diesem Wettbewerb, wie wir oben gesehen haben, objektiv messbar ist, könnte sogar das Entgelt der Abgeordneten an Konsensierungserfolge geknüpft werden. Die Bilder von gelangweilt in Zeitungen lesenden Abgeordneten in den Bänken des Parlaments würden damit wahrscheinlich zu einem Kuriosum der Vergangenheit werden. Das Bild des Politikers würde in der Öffentlichkeit stark gewinnen.

Flexibilität: Nehmen wir an, ein Gesetzesantrag einer Partei sei konsensiert worden, bewährt sich jedoch nicht, sodass Unzufriedenheit mit dem Gesetz aufkommt. In der heutigen Demokratie ist eine Rücknahme von Gesetzen ohne Neuwahlen und neue Mehrheitsverhältnisse eher die Ausnahme. Die Regierungsparteien vermeiden es nach Möglichkeit, gerade erst beschlossene Gesetze zu widerrufen, da dies von der Opposition als Eingeständnis grober Fehler gründlich ausgeschlachtet würde.
In der systemischen Konsenskultur genügt es, eine nochmalige Konsensierung über die Materie durchzuführen. Selbst wenn die Partei, von der der ursprünglich konsensierte Gesetzesentwurf stammt, sich auf stur stellt und versucht, den ursprünglichen Antrag mit nur unwesentlichen Änderungen auf Biegen und Brechen wieder durchzuboxen, geht dies wahrscheinlich schief. Auch wenn die anderen Parteien keine neuen Vorschläge in die Konsensierung einbringen sollten, würden die geänderten Widerstandsverhältnisse in der Parteienlandschaft ein geändertes Konsensierungsverhalten nach sich ziehen. Der ursprüngliche Antrag würde wahrscheinlich durchfallen und eine andere Partei würde den Konsens-Treffer landen. Dies gilt umso mehr, wenn die anderen Parteien auf die unbefriedigenden Erfahrungen mit dem Gesetz bereits reagieren und mit verbesserten Lösungsvorschlägen in die Konsensierung gehen.
Nicht der mediengerechte Anschein der Unfehlbarkeit wird zum Erfolg führen, sondern flexibles Reagieren auf praktische Erfahrungen und das Einbringen sachlich überlegter Vorschläge als Beweis von Führungskompetenz. Auf getroffene Fehlentscheidungen kann schnell, gezielt und grundlegend reagiert werden. Der Gesichtsverlust der Urheberpartei hält sich in Grenzen, da der konsensierte Vorschlag unter *allen* Abgeordneten die geringste Ablehnung ausgelöst hat. Die systemische Konsenskultur kann in den Parlamenten eine neuartige Flexibilität entfalten.

Keine Gefälligkeitsdemokratie, sondern solide Politik im Sinne des Gesamtstaates: Die Geschenkdemokratie[13], die wir alle kennen, ist ein Produkt des Machtkampfes! Untersuchen wir den Umkehrschluss: *Wo kein Machtkampf, dort keine Geschenkdemokratie!* Trifft diese einfache Logik für die systemische Konsenskultur wirklich zu?
Kritische LeserInnen werden wahrscheinlich einwenden: »Auch die Parteien der systemischen Konsenskultur brauchen Wähler.« Natürlich. Aber eine Gefälligkeitsgesetzgebung ist beim Konsensieren nur möglich, wenn sich im Parlament dagegen kaum Widerstand erhebt. Wenn die meisten einen Vorschlag für gut erachten, kann er kein bloßes Gefälligkeitsgeschenk einer einzelnen Partei sein, die damit Wähler fangen will.

Betrachten wir jetzt dennoch den Fall, dass eine Partei die Wähler zu ködern versucht, indem sie im Alleingang unverantwortliche Gefälligkeitsvorschläge als Gesetzesvorlagen einbringt. Diese werden von den anderen als schlechte Lösungen erkannt und daher nicht konsensiert werden. Daher werden andere Parteien die Konsenstreffer landen und damit bei den Wählern punkten können. Nicht sehr zielführend für die Partei, die den Köder ausgelegt hat!
Die einfache Logik trifft also wirklich zu! Konsensieren verhindert machtorientierte Wahlversprechen. Sie behebt damit eine der größten Schwächen der heutigen Politik in den Demokratien: dass ihr Planungshorizont den nächsten Wahltermin zumeist nicht übersteigt – was bisher nachhaltige Lösungen erschwert!

Das Parlament als Impulsgeber und zentrales Steuerungsorgan: In der heutigen Demokratie hat das Parlament einerseits eine Kontrollfunktion und muss andererseits die Gesetze beschließen, die die Regierung als Grundlage für die von ihr angestrebten Ziele benötigt. Nur wenn dies durch eine Stimmenmehrheit der Regierungspartei oder -koalition gesichert ist, ist reibungsfreie Regierungsarbeit möglich.
Da im Parlament der systemischen Konsenskultur die Vorschläge *jeder* Partei Chancen haben, erweitert sich sein Aufgabenbereich. Es wird zum Steuerungsorgan, durch das *alle* politischen Parteien richtungsweisende Impulse geben können. So wie in der freien Marktwirtschaft der freie Wettbewerb zum Motor einer geradezu stürmischen Entwicklung von ständigen Neuerungen geworden ist, kann erwartet werden, dass auch im Parlament der systemischen Konsenskultur der Wettbewerb seine Kraft entfalten wird. Ein Parlament, in dem konsensiert wird, wird ein äußerst produktives, innovatives Zentrum im Staat sein, von dem steuernde Impulse für heute unvorstellbare Neuerungen ausgehen werden, die nicht auf Machtstrukturen der Parteien Rücksicht nehmen müssen.

Neue politische Kultur: In jenem Land, in dem erstmalig im Parlament nicht mehr demokratisch abgestimmt, sondern konsensiert wird, entsteht erstmals in der Geschichte eine Demokratie, deren Entscheidungsfähigkeit nicht auf dem Herrschaftsprinzip aufbaut. Weder auf der Herrschaft Einzelner noch einer festen oder sich ändernden Gruppe und auch nicht auf der Herrschaft der Mehrheit. Das tragende Prinzip dieses Staates wäre das Bemühen um den breitestmöglichen Konsens unter allen Abgeordneten und, vertreten durch sie, unter allen Betroffenen.
Endlich wäre damit ein Ausbruch aus der Denkfalle des Machtgebrauchs

gelungen und ein Staat geschaffen, der nicht mehr Antwort auf die uralte Frage ist: »Wer herrscht über wen?« Ein Staat wäre geschaffen, in dem die Zielsetzung nicht mehr heißt, dass das zu geschehen hat, was genügend viele oder genügend Mächtige wollen, sondern das, was Anerkennung findet, indem es bei allen den geringsten Widerstand hervorruft, also mit den geringsten Reibungsverlusten zu verwirklichen ist.
Die beschriebene systemische Konsenskultur würde einen Staat auszeichnen, in dem sich die vorhandene kreative Energie nicht im Kampf der politischen Kräfte gegeneinander erschöpft, sondern sich wechselseitig verstärkt und beflügelt. In diesem Staat würde eine Entwicklung von einer heute unvorstellbaren Qualität stattfinden, zu einem Optimum für alle Bürger: zu Wohlstand, Solidarität, innerem Frieden, seelischer Lebensqualität und was immer das politische Glück der Bürger ausmacht.

Goldene Zeiten? In Diskussionen ist die Befürchtung geäußert worden, die systemische Konsenskultur könnte insgesamt zu einer »*systemischen Geschenkkultur*« mutieren, in der nicht mehr zielstrebig gearbeitet wird, sondern die Parteien nur mehr mit Konsenssuche beschäftigt sind, um sich gegenseitig nicht wehzutun und niemanden zu verstimmen. Nicht nur an die Wähler würden – wie in der heutigen Gefälligkeitsdemokratie – in erster Linie Geschenke verteilt werden, sondern noch zusätzlich auch an jene Parteien, deren Ablehnung man vermeiden möchte. Und das ohne jeden Gedanken an die Nachhaltigkeit der Maßnahmen. Die Befürchtungen solcher Diskussionsredner sind aus einer Denkweise verständlich, die den Gegebenheiten der heutigen Demokratien entstammt. Das Zusammenspiel der Mechanismen, die in der systemischen Konsenskultur wirken, lässt diese Entwicklungen jedoch nicht zu: Wie wir in unserem Abschnitt »Vertrauen ist gut, Kontrolle ist besser« herausgearbeitet haben, stellt die Rolle der Kleinparteien als Hechte im Karpfenteich sicher, dass die *gegenseitige* Geschenkverteilung der Parteien unterbleibt. Und die oben ausgeführte Logik über die Geschenkdemokratie unterbindet Geschenke *an die Wählerschaft*. Denkweisen, geprägt von der heutigen Demokratie, sind nicht direkt in die systemische Konsenskultur übertragbar …
Gehen wir also goldenen Zeiten entgegen? Überall nur Sonnenschein? Oder sehen Sie Schatten in dieser Entwicklung vorher? Mit dieser groben Vorausschau haben wir natürlich nicht alle Einflüsse der systemischen Konsenskultur ausgeleuchtet. Wir geben auch gerne zu, dass im Detail unerwartete Schwierigkeiten auftreten könnten. Doch angesichts der vorhersehbaren Vorteile würde sich auch dafür die Lösungssuche lohnen.

IN DER POLITISCHEN LANDSCHAFT

Sobald die Parlamentarier nicht mehr abstimmen, sondern konsensieren, sind wir dem angestrebten systemischen Prinzip von der Entsprechung des Zieles und der eingesetzten Mittel einen großen Schritt näher. Aber es gibt noch andere Bereiche, in denen dieses Prinzip beachtet werden sollte. Zum Beispiel bei den allgemeinen Wahlen. Doch zunächst eine Klarstellung: *Die Aufgabe von Wahlen in der Demokratie ist es, Machtverteilungen festzulegen. Bei Wahlen zum Parlament geht es außerdem* **nicht** *um Lösungen zu einem gegebenen Problem, sondern um ideologisch begründete Parteiprogramme. Parlamentswahlen sind dementsprechend für das Konsensieren* **nicht** *geeignet.*[14]

Aber: Sofern man sich nicht der Stimme enthalten und damit auf seine politische Einflussnahme verzichten will, zwingt das in der Demokratie unumstößlich scheinende Verfahren, bei dem der Wähler genau einer Partei seine Stimme gibt, zum Gegeneinander! Jede Stimme für eine Partei richtet sich mit ihren Auswirkungen gegen alle anderen – auch falls dies *nicht* der Wunsch des Abstimmenden ist. Um dies zu vermeiden würde es genügen, dem Bürger zu erlauben, dass er am Wahlzettel statt wie bisher nur eine Partei nun mehrere Parteien ankreuzen darf.

Das bedeutet natürlich erhöhten Arbeitsaufwand für die Wahlbehörden. Denn das Stimmengewicht eines Bürgers darf nicht steigen, nur weil er mehr Stimmen vergibt als ein anderer. Jede Teil-Stimme eines Bürgers, der zum Beispiel drei Parteien ankreuzt, darf daher für diese Parteien nur ein Drittel einer Stimme wert sein. Würde man das berücksichtigen, könnte die Auszählung der Stimmen nach den gleichen Richtlinien erfolgen wie bisher ohne ein falsches Ergebnis zu liefern. Das Verfahren birgt keine versteckten Gefahren in sich. Es würde allerdings ein deutlicheres Bild des tatsächlichen Wählerwillens ergeben, als dies derzeit möglich ist, und die Mehrheitsverhältnisse im Parlament dem Wählerwunsch besser anpassen.

Auch daran ist zu erkennen, welch grundlegenden Einfluss ein Verfahren auf die politische Landschaft hat. Denn damit wäre eine Stimme für die eine Partei nicht mehr automatisch eine Stimme gegen jede andere. Die Zerstörung der Werte und Leistungen der anderen Parteien wird dadurch zu einem zweifelhaften Unterfangen, das viel Energie verschlingt und wenig bringt. Sich selbst und die eigenen Ziele so darzustellen, dass sie vom Wähler verstanden werden und ihn ansprechen, wird mehr bringen als der Versuch, den anderen zu schaden. In einer Wählerschaft, die das Streben um das Gemeinwohl zu schätzen weiß, werden dereinst Verteufelungsversuche Wählerstimmen kosten. Aufmerksame Zeitgenossen können ja sogar heute schon feststellen, dass Schmutzkübelkampagnen von den Wählern nicht geschätzt werden und nicht immer den von den Parteistrategen angestrebten Erfolg einbringen, sondern eher die Wahlbeteiligung senken, manchmal sogar Wählerstimmen kosten.

Doch zurück zum Parlament, in dem konsensiert wird. Entsprechend seiner neuen Rolle als zentrales Steuerungsorgan, durch das alle Parteien richtungsweisende Impulse geben können, würde sich in der systemischen Konsenskultur auch die Vorstellung davon ändern, was »regieren« bedeutet. Regieren würde der Souverän, das Volk, durch seine Vertreter, wie es die Grundkonzeption der Demokratie vorsieht. Die neue Aufgabe der Regierung wäre es, die im Parlament konsensierten Gesetze im Sinne der jeweiligen Urheberpartei gewissenhaft umzusetzen. Sie müsste außerdem für alle Parlamentsparteien ohne Ausnahme die von diesen gewünschten Informationen erheben und zur Verfügung stellen.
Durch eine nunmehr dem gesamten Parlament verpflichtete Regierung wird – zusätzlich als Nebeneffekt – eine wesentliche Schwachstelle der heutigen Demokratien vermieden: die Abhängigkeit der Politik von der subjektiven Meinung und den menschlichen Schwächen einzelner Personen, ihrer durchaus auch launenhaften Befindlichkeit, ihren persönlichen Eitelkeiten und im Extremfall sogar von den psychischen Defekten der jeweils Mächtigsten im Staat, ob sie nun das Amt des Präsidenten, des Premierministers, des Kanzlers oder was auch immer bekleiden. Auch die inkompetenten, zufälligen Einflüsterer aus dem Nahbereich der Mächtigen, seien es Ehepartner oder Mätressen, Astrologen oder Wahrsager, Friseure oder andere, werden ihren absurden Einfluss auf die Politik verlieren. Aus der Geschichte kennen wir Beispiele bis in die Gegenwart …

Zum Abschluss des Kapitels gestatten Sie uns noch etwas »Zukunftsmusik«. Stellen Sie sich etwa folgende mögliche Weiterentwicklung der systemischen Konsenskultur vor: Unter Ausnützung der modernen Massenkommunikation, zum Beispiel via Internet, nimmt jeder Bürger – falls er daran interessiert ist – bei Konsensierungen über die von den Abgeordneten eingebrachten Vorschläge als »elektronisch Stimmberechtigter« teil. Dieser Prozess müsste über eine längere Periode laufen. Bis zu einem bestimmten Zeitpunkt wäre die Stimmabgabe möglich. Sie könnte von jedem internetfähigen Computer aus vorgenommen werden und jeder dürfte – elektronisch kontrolliert – bei jeder anstehenden Entscheidung nur einmal mitkonsensieren. Die Abgeordneten des Parlaments würden dann nur jene Bürger vertreten, die sich bei dieser Konsensierung nicht selbst vertreten haben. Je mehr Bürger sich also bei einer Konsensierung selbst vertreten, desto weniger würden die Stimmen aller Abgeordneten wiegen. Nur zum Verständnis: Im theoretischen Extremfall, dass *alle* Bürger an einer Konsensierung teilnehmen, konsensiert auch jeder Abgeordnete nur mehr für sich selbst. Das Parlament hätte in diesem Fall nur die Lösungsvorschläge entwickelt. Entscheiden würde der Souverän, das Volk, gemeinsam mit dem Parlament.

In einem machtorientierten System wie in der heutigen Demokratie wäre ein derartiger Ablauf undenkbar, weil dadurch die Machtverhältnisse im Staat verzerrt würden. Durch jeden mitkonsensierenden Bürger verlieren nämlich *sämtliche* Abgeordneten *in gleichem Maße* an Stimmengewicht. Würden nun besonders viele Wähler von einer *bestimmten* Partei mitkonsensieren, so würde diese Partei mehr Macht und Einfluss auf die Geschicke des Staates bekommen, als es der Mandatsverteilung entspricht, die durch die allgemeinen Wahlen für die laufende Legislaturperiode festgelegt worden ist.

Eines sollte aber nicht übersehen werden: Es entspricht auch heute schon dem Wesen der Demokratie, dass diejenigen mehr Einfluss haben, die sich aktiv am politischen Leben beteiligen: Eine Partei kann die größte Anhängerschaft besitzen – wenn viele von ihrem Stimmrecht nicht Gebrauch machen, kann sie eine Wahl nach der anderen verlieren.

Die Argumente, die heute gegen das Mitkonsensieren der Bürger verwendet werden könnten, sind in der systemischen Konsenskultur jedoch überhaupt nicht mehr gültig! In der systemischen Konsenskultur geht es *nicht* mehr um festgeschriebene Macht, die durch freie Wahlen bestimmt wird und auch nur wieder durch freie Wahlen verändert werden kann, sondern um das Entwickeln von *Lösungen,* welche die geringste Ablehnung in der Bevölkerung hervorrufen. Daher entspricht eine wachsende Mitwirkung der Bevölkerung durchaus der Zielsetzung der systemischen Konsenskultur. Das Interesse an Politik würde in manchen Kreisen der Bevölkerung, die heute untätig zusehen müssen, sprunghaft ansteigen.

Aus derzeitiger Sicht wäre damit zumindest theoretisch eine politisch machtfreie Gesellschaft verwirklicht.[15] Erreicht wäre damit eine optimale Einbindung aller Betroffenen in den Entscheidungsprozess – sofern sie es wünschen. Jeder könnte bei dem Thema mitkonsensieren, von dem er

sich betroffen fühlt oder an dem er interessiert ist. In allen anderen Belangen würde er sich wie bisher von den Abgeordneten vertreten lassen.
In einer derartigen ***offenen Konsenskultur*** wäre damit automatisch eine weitere Kontrolle der politischen Parteien durch die Bevölkerung gegeben. Lösungsvorschläge, die einseitig dem Vorteil von Parteien oder ihrer Funktionäre dienen, würden eine hohe Ablehnung aus der Bevölkerung erfahren, die heute nicht zum Ausdruck gebracht werden kann, es sei denn durch Politikverdrossenheit und sinkende Wahlbeteiligung.

In diesem Zusammenhang müssen wir zu einem Argument Stellung nehmen, welches uns von Gesprächspartnern entgegengebracht wurde, die noch in der Denkfalle der Macht gefangen waren. Sie meinten, dass es elitären Wissens und Könnens bedürfe, um die Geschicke eines Volkes zu lenken. In der Bevölkerung selbst wäre die nötige Reife und Intelligenz nicht vorhanden, über ihr Schicksal mit zu entscheiden. Würde man den Staat den Entscheidungen seiner Bürger überlassen, wäre das der gerade Weg in die Katastrophe.
Dem halten wir entgegen: Welches Ausmaß an möglicher Unreife und sogar Dummheit dem Volk auch immer unterstellt werden mag, es kann nicht annähernd so viel Unheil über die Menschheit bringen, als das Streben nach Macht offensichtlich verursacht hat! Jahrtausende blutigster Geschichte mit hunderten Millionen von Opfern auf Schlachtfeldern zeugen davon.
Wenn man das mit dem langjährigen friedlichen Weg der Schweiz mit ihrer direkten Demokratie und ihrer Entwicklung zu einem der wohlhabendsten Staaten der Welt vergleicht, ist das Argument vom unausweichlichen Gang in die Katastrophe wohl kaum aufrechtzuerhalten. Außerdem straft der stürmische technologische Fortschritt der heutigen Zeit die Aussage von der Dummheit der Massen Lügen. Er ist das Produkt intelligenter Bürger breitester Schichten und wäre ohne diese völlig unmöglich. Dass »das Volk« historisch gesehen nicht im Stande gewesen ist, »gute« Entschlüsse zu fassen, liegt nicht an seiner mangelnden Reife oder Intelligenz, sondern am Fehlen geeigneter Information und Kommunikation sowie an den fehlenden Entscheidungsverfahren, die eine gemeinsame Willensbildung unterstützt hätten. Und natürlich daran, dass den Machtträgern daran gelegen war, den Zugang zu diesen Voraussetzungen zu kontrollieren, die Willensbildung zu steuern und das Volk von der Entscheidungsfindung fern zu halten. Die Aussage von der Unreife und Dummheit der Massen war das Mittel etablierter Machtstrukturen, die eigene Notwendigkeit nachzuweisen.

Das Beispiel »Schweiz« beweist: *Wenn geeignete Methoden zur Entscheidungsfindung vorhanden sind und eingesetzt werden, ist die Bevölkerung durchaus im Stande, ihre Geschicke mit in die Hand zu nehmen und sie zu ihrem Wohl zu gestalten.*

Mit diesem Schlussakkord der Zukunftsmusik beenden wir das Kapitel und wenden uns jetzt wieder dringenderen Themen zu, die direkt vor uns liegen.

DER GEORDNETE SYSTEMWANDEL

Ob amerikanische Unabhängigkeit, das Ende des Zarenreiches, die Französische Revolution oder andere tief greifende gesellschaftliche Umbrüche: Ihre Geschichte zeigt uns, dass Systemwechsel beinahe immer über blutige Unruhen oder kriegerische Auseinandersetzungen erzwungen worden sind. Welcher Machthaber steigt schon freiwillig vom Thron um seine Macht abzugeben? Der Versuch, einen Systemwandel zu fordern, vorzubereiten oder gar herbeizuführen, gilt in diktatorischen Herrschaftssystemen als Hochverrat und wird mit dem Tode bestraft. Dementsprechend blutig verlaufen auch die Aufstände, die einen Machtwechsel zum Ziel haben.
In dieser Hinsicht geht es uns in der Demokratie schon bedeutend besser! Wir können unsere Gedanken äußern und hier sogar publizieren und können trotzdem ruhig schlafen ohne existenziell bedroht zu sein. Und mehr noch: Demokratien besitzen geordnete, unblutige Verfahren, die für Systemänderungen vorgesehen sind: Der Systemwandel, soweit er die Bauprinzipien der Demokratie nicht verletzt, wird mittels Verfassungsänderungsgesetz im Parlament beschlossen. Dies gehört zu den Standardverfahren der Demokratie.

Die grundlegenden Konzepte der Demokratie sollen demnach unangetastet bleiben. Wie uns die Vergangenheit jedoch lehrt, kann das »Aus« der Demokratie demokratisch herbeigeführt und damit die oben genannte Absicht durchbrochen werden! Die Machtergreifung Hitlers in Deutschland im Jahre 1933 z. B. ist durch einen demokratischen Akt, also *mit legalen Mitteln,* erfolgt! Mit dem so genannten »Ermächtigungsgesetz« hat der deutsche Reichstag – in dem Hitlers Nationalsozialistische Deutsche Arbeiterpartei (NSDAP) und die Deutschnationale Volkspartei (DNVP) eine knappe Mehrheit besaßen – die Regierung ermächtigt, für die Dauer von vier Jahren Gesetze per Verordnung zu erlassen. Der Reichstag hatte sich dadurch selbst überflüssig gemacht und Hitler konnte Deutschland in die Diktatur führen.
Wenn man in der Denkfalle des Machtgebrauchs gefangen ist, kann wohl kaum eine bessere Staatsform als die Demokratie gedacht werden. Jede an ihr vorgenommene *wesentliche* Systemveränderung muss *aus dieser Sicht*

einen *Rückschritt in überwunden geglaubte Herrschaftsstrukturen* bedeuten, ähnlich dem folgenschweren Musterbeispiel Hitler-Deutschland.

Der Systemwandel, der sich durch Einsatz des Konsensierens im politischen Leben vollzieht, ist ganz anderer Natur. Da Konsensieren als Machtinstrument unbrauchbar ist, kann nicht die Machtübernahme und Machtkonzentration in einer oder wenigen Händen sein Ergebnis sein, sondern genau das Gegenteil. Für den sich daraus ergebenden Systemwandel gibt es kein geschichtliches Vorbild, daher muss er mit aller Vorsicht durchdacht werden. Alle Erkenntnisse der Systemanalyse über geordneten Systemwandel sind zu berücksichtigen.

Systemanalytiker sind humorvolle Leute – zumindest manche von ihnen. Sie haben ein fundamentales systemisches Gesetz formuliert: *»Irgendetwas geht immer schief!«* Das Gesetz drückt eine Erfahrung aus, die sich bis heute in beinahe jedem Einzelfall bestätigt hat: *dass noch so gründlich durchgeführte theoretische Analysen und »Schreibtischtests« nicht ausreichen, um in einem neuartigen System alle möglichen Fehlerquellen vorherzusehen und zu vermeiden.* Daher hat die Systemanalyse ein Regelwerk entwickelt, dem ein geordneter Systemwandel zu folgen hat, um das Risiko eines Fehlers so klein wie möglich zu halten. *Die Systeme, welche verändert werden sollen, die politischen Strukturen im Staat, sind zu sensibel und die Folgen eines eventuellen Systemfehlers sind zu weit reichend, als dass auch nur das geringste vermeidbare Risiko eingegangen werden darf.*

Es müssen daher alle Bedingungen erfüllt werden, die dem Wissensstand der Systemanalyse entsprechen, um einen friedlichen, geplanten und geordneten Übergang in die neue Form des Entscheidens zu sichern. Das heißt:

- Es werden *nur diejenigen* Änderungen eingeführt, die notwendig sind, um dem systembedingten Gegeneinander im politischen Leben die Basis zu entziehen;
- es müssen alle Verfahren, die später in der systemischen Konsensgesellschaft zum Einsatz kommen, *schon vorher in unabhängigen Einzelversuchen gründlich geprüft sein;*
- das Zusammenführen der einzelnen Verfahren zum Gesamtsystem muss *einem kontrollierten Stufenplan* folgen;
- jedes Teilsystem in diesem Stufenplan muss getestet werden und sich bewähren, *bevor* die nächste Stufe verwirklicht wird;
- ein *begleitendes Qualitätskriterium* ist vorzusehen, welches garantiert, dass die vorgenommenen Änderungen in der politischen Landschaft dem Wohl der Bevölkerung dienen und von ihr auch gewünscht werden;

- für den Fall des Versagens einer Stufe müssen Maßnahmen vorgesehen sein, die eine *geordnete Rückkehr* auf die vorhergehende Stufe ermöglichen;
- alle diese Punkte sind stets und ausschließlich im Rahmen des Regelwerks der Demokratie und *auf dem gesicherten Boden des Rechtsstaates* durchzuführen.

Wenn diese Gesichtspunkte beachtet und eingehalten werden, sollte sowohl die Gefahr eines Abgleitens in chaotische Zustände als auch das Aufkommen und Überhandnehmen machtorientierter Gruppen im Staat gebannt sein. Der Systemwandel, wie er im Folgenden geschildert ist, vollzieht sich langsam, »stoßfrei« und beinahe selbsttätig von der »Basis« der Bevölkerung ausgehend. Da die Umstellung in kleinen, abgesicherten Schritten erfolgt und eine Rückkehr zu der vorhergehenden bereits bewährten Stufe jederzeit möglich ist, kann weder ein Machtvakuum noch ein neuartiger Machtkampf entstehen. Die Gesellschaft, der solches gelingt, schreibt Geschichte, denn dies wäre ein noch nie da gewesener Vorgang einer Verwandlung des politischen Systems von »unten« beginnend, mit festem Ziel, aber ohne Umsturz, Kampf oder Chaos.

Die verlangten unabhängigen Einzelversuche, die wir uns derzeit vorstellen können, haben wir im Kapitel »So fängt's an« beschrieben: Es sind dies die Forschungen mit Vergleichsgruppen und der Einsatz des Konsensierens in Familien, Vereinen und sonstigen unpolitischen Gruppierungen. Diese Erfahrungen werden gesammelt und allgemein zugänglich gemacht werden.

Auf all diesen Erfahrungen könnte dann auch das politische System aufbauen. Man sollte es nicht schlagartig und durch einen Kraftakt verändern. Langsames Wachsen der staatsweiten Konsenskultur aus kommunalen »Keimzellen« wäre besser. Das heißt, in allen jenen genügend dezentral organisierten politischen Strukturen, in denen auch kleinere kommunale Einheiten befugt sind ihre Arbeitsweise selbst zu beschließen, könnten und sollten diese den angestrebten Übergang zuerst erproben.

Hier ist die Initiative des Einzelnen möglich. Wer die Gelegenheit dazu hat, kann in seiner *lokalen kommunalen Einheit* die Einführung des Konsensierens anregen. Da kaum zu erwarten ist, dass regierende Großparteien bereit sind, auf die Macht zu verzichten, die das Mehrheitsprinzip ihnen sichert, ist dies die Stunde der Namenslisten, der Oppositions- und Kleinparteien. Die systemische Konsenskultur ist deren große Chance zu Einfluss zu gelangen. Sie sollten und werden diese Möglichkeit nützen, indem sie das Konsensieren in ihr Programm aufnehmen, die Vorteile für den Staat und seine Bürger herausarbeiten und mit allen ihnen zur Verfügung stehenden publizistischen Mitteln verbreiten. Wenn diese Überzeugungsarbeit in der Bevölkerung die erwartete Unterstützung findet, werden die Parteien, die dafür eintreten, wachsen. So lange, bis sie stark genug sind, um die geeigneten Gesetze zu beschließen, die den Übergang in die systemische Konsenskultur einleiten.

Je öfter sich dieser Vorgang in den verschiedensten öffentlichen Gremien vollzieht, desto klarer wird es auch für Großparteien werden, dass sie ihre Mehrheiten aufs Spiel setzen, wenn sie sich gegen die nachweisbaren Vorteile des Konsensierens sträuben. Daher ist zu erwarten, dass sie ebenfalls zunehmend umschwenken werden. Die systemische Konsenskultur wird somit schließlich auch im nationalen Parlament ausreichende Unterstützung finden.

Diese stufenweise Einführung hat den Vorteil, dass jede neue Keimzelle aus den Erfahrungen der bereits bestehenden lernen und deren Fehler vermeiden kann. Ein stetiger Lernprozess mit immer besseren Ergebnissen kann sich entwickeln. *Und außerdem müssen gemeinschaftlich denkende Bürger nicht untätig warten, bis ein staatsweiter Meinungsumschwung die Politiker auf den obersten Ebenen zum Handeln zwingt. Die aktiven Bürger können unabhängig vom Handeln des »politischen Establishments weiter oben« beginnen, ihre lokale systemische Konsenskultur aufzubauen.* Und auf keiner Stufe sind öffentliche Demonstrationen oder sonstige Kraftakte nötig.

Wir empfinden es als eine der bemerkenswertesten Eigenschaften der Demokratie, dass in ihr dieses gefahrlose Nebeneinander unterschiedlicher politischer Systeme verwirklichbar ist.

Die in einer Konsenskultur systembedingt aufgewerteten Kleinparteien üben durch ihre Kontrollfunktion eine hochwirksame laufende Qualitätskontrolle aus. Das einzig wirklich aussagekräftige Qualitätskriterium ist allerdings die Zufriedenheit der Bürger. Auf allen Stufen wären dementsprechend wiederkehrende Erhebungen über die generelle Zufriedenheit der davon betroffenen Bevölkerung durchzuführen – zu Beginn häufig, dann immer seltener. Bei mehrheitlicher Unzufriedenheit im Rahmen einer solchen Erhebung (oder auch einer eventuellen Bürgerinitiative) sollte eine demokratische Abstimmung über die Rückkehr in die vorhergehende Organisationsform geplant sein (in dem Fall *nicht durch* Konsensierung – vor allem dann, wenn das Verfahren selbst Grund der Unzufriedenheit gewesen ist!).

Wir – die beiden Autoren – sind überzeugt: SK-Prinzip und Konsensieren haben die Kraft, die politische Landschaft der Staaten zum Besseren zu verändern. Deshalb laden wir Sie im Folgenden zu einem Ausflug in eine systemische Konsenskultur ein.

FRIEDLIEBENDE GESELLSCHAFT

Da streiten sich die Geister, die Gelehrten und die Theologen: Ist der Mensch nun ein friedfertiges, soziales Wesen oder nicht? Oder ist er wirklich das Untier, als welches er erscheint, wenn man die Kriege betrachtet, von denen seine Geschichte kündet, die Terrorakte und die Gräueltaten, mit denen er seinesgleichen vernichtet? Was können wir über dieses rätselhafte Wesen schließen, wenn wir die Ereignisse von Vergangenheit und leider auch Gegenwart unvoreingenommen betrachten?

Wir können *nichts* schließen! Denn für den unmenschlichen Druck, der so viele Menschen in den Tod, zur Flucht oder ins Elend treibt und getrieben hat, sind Machtsysteme verantwortlich. Wer in einem Machtsystem lebt, erringt entweder selbst Macht oder muss sich der Macht anderer beugen – mit all dem Unbehagen, das damit verbunden ist. Daher ist das Leben in Herrschaftssystemen durchsetzt von Argwohn und Widerwillen und geprägt vom dauernden Kampf dagegen. *Macht erzeugt den Kampf um die Macht.* Dieser erscheint durch seine Allgegenwart wie ein selbstverständlicher Teil der menschlichen Natur. Ist er es wirklich? Seine Fortsetzung in den Alltag scheint ebenfalls selbstverständlich: Die menschliche Gesellschaft ist vom Streben nach Selbstbehauptung durchdrungen. Muss das so sein?

Von Generation zu Generation werden Jugendliche zu »Kämpfern« erzogen und angespornt, in allen Arten von Konfrontationen ihre Kampfkraft zu messen. Auch in der Demokratie ist das Leben erfüllt vom täglichen Lebenskampf: In der Politik, im Wirtschaftsleben, auf der Karriereleiter, im Sport, beim Quiz, beim erotischen Konkurrenzkampf – immer geht es um Rivalität, um Sieg oder Niederlage. Kaum jemand lernt loszulassen, wenn es Sinn macht, und zu verzichten, wenn es ihm auf lange Sicht helfen würde. In neuerer Zeit werden die Bürger noch zusätzlich allabendlich via Fernsehen in die verschiedenen Spielarten der Gewalt eingeweiht. Die Frage, ob diese Kampforientierung »naturgegeben« ist, kann daher derzeit nicht beantwortet werden: Staatsweite machtfreie Gesellschaftssysteme hat es nie gegeben und es fehlt daher jede Erfahrung, wie sich Menschen in solchen entwickeln und verhalten würden.

Wenn sich die systemische Konsenskultur als Verfahren durchsetzt, mit dem der Machtkampf aus gesellschaftlichen Gruppen und politischen

Gremien verschwindet, wenn das tägliche Leben durch Konsensieren entspannt und verwandelt wird, weil machtgierige Naturen dabei erfolglos bleiben, wenn Menschen von Kind an diese Erfahrungen machen, dann wird sich das auch im Alltag auswirken. *Selbst wenn der Mensch von Natur aus kein friedliebendes Wesen sein sollte, so wird er sich auf Grund seiner Lernfähigkeit den neuen Gegebenheiten anpassen. Er wird seine Friedfertigkeit und Konsensfähigkeit entwickeln um frustrierende Misserfolge zu vermeiden.* Auch der Alltag wird getragen sein von einer Bereitschaft zum gelebten Miteinander, wie es heute ebenso unrealistisch wie unvorstellbar erscheint.

Was moralische Appelle, Schuldzuweisungen, religiöse Gebote und Drohungen in Jahrtausenden nicht zu erreichen vermochten, könnte sich in der systemischen Konsenskultur systembedingt von selbst einstellen.

Dabei wird dieser innere Friede kein lethargischer, langweiliger und selbstzufriedener sein. Sondern er wird erfüllt sein von ständigen Neuerungen, zwar unter Wahrung der eigenen Interessen, doch im Sinne gemeinsamen Voranschreitens und Strebens nach dem Wohl für alle – wie wir im Abschnitt über das Parlament gezeigt haben. Je durchgehender möglichst alle Bereiche der Gesellschaft vom Konsensieren durchdrungen sind, je weniger Ausnahmen bestehen bleiben, desto größer ist die Chance, dass die alten, archaischen, machtorientierten Muster durch neues Verhalten überwunden werden. Den Kindern, die damit aufwachsen, werden die neuen Denk- und Verhaltensweisen genauso selbstverständlich sein wie heutigen Kindern die demokratischen. Und dies wird zur stabilen Grundlage der neuen Gesellschaft werden.
Ein Volk, das sich solcherart innenpolitisch vom Gegeneinander und Machtstreben abgewandt hat, wird auch außenpolitisches Machtgehabe verurteilen und notgedrungen zwar Verteidigungsbereitschaft, aber wohl kaum Kriegsbereitschaft entwickeln. ***Die systemische Konsenskultur ist eine Friedenskultur!***

FRAUEN UND MÄNNER

»Männer sind gefühlsarme Kämpfer, Frauen die friedfertigen Erhalterinnen des Lebens.« Dieses Klischee von männlicher Kampflust und weiblicher Friedfertigkeit erfährt anhand unserer Überlegungen eine wichtige Richtigstellung. Wie schon ausgeführt ziehen Machtstrukturen notwendigerweise den Kampf um die Macht nach sich. Die Frage: »Sind die Machtstrukturen in der Gesellschaft Folge männlicher Aggressionen und Herrschsucht, oder ist die männliche Kampfbereitschaft unabwendbare Folge der Machtstrukturen, in denen sich Männer bewähren müssen?« ist eine der vielen Spielarten der Frage, was früher war: die Henne oder das Ei. Jede Antwort auf diese Frage, die nicht auch Erfahrungen aus einer Gesellschaft ohne Machtstrukturen berücksichtigt, erweist sich damit als Spekulation. Und solche Erfahrungen fehlen eben heute noch.
Der Gedanke führt sogar noch weiter. Je weniger reguliert eine Machtstruktur ist, je mehr Platz für Willkür in ihr vorhanden ist, desto unsicherer wird das Leben der Menschen in ihr. Dieser Unsicherheit kann der oder die Einzelne auf zwei Arten entrinnen. Man kann versuchen sich zu schützen, indem man selbst Macht erkämpft, oder man kann sich unter den Schutz eines Mächtigeren stellen. Beide Handlungsweisen bedingen und stärken die Machtorientierung der Gesellschaft. Wieder ist die Frage nicht zu beantworten: »Was war früher: männliches Machtstreben oder Schutz suchende Frauen (und auch Männer)?« Was war zuerst: der männliche Versuch, mit Macht und Stärke zu beeindrucken, oder Frauen, die sich davon beeindrucken ließen? Eines wird vom anderen bedingt.
War es im Verlauf der menschlichen Evolution für das Überleben der Art wichtig, die Stärksten und Besten auszuwählen und ihnen die Führung zu übertragen, so stellen die geänderten, immer komplexer werdenden Lebensbedingungen völlig andere Anforderungen an die Gesellschaft und ihre Mitglieder. Dass überholte Machtrituale dabei hinderlich sind, haben wir zu zeigen versucht. Wie wir beschrieben haben, ist in einer machtorientierten Gesellschaft der Machtkampf unvermeidbar. Weder Männer noch Frauen können erwarten, dass sie dort kampflos Erfolg haben werden. Emanzipation bedeutet in dieser Gesellschaft somit auch Teilnahme am Machtkampf und die Übernahme all seiner Regeln beziehungsweise genauer gesagt, sich an das Fehlen von Fairness-Regeln zu gewöhnen.

Dort liegt auch die Ursache für das Bild der »streitbaren Emanze«, der man ihre »weiblichen Eigenschaften« abspricht. Dasselbe wird auch den »Karrierefrauen« nachgesagt, die es in unserer Gesellschaft zu Einfluss gebracht haben. *Die Rahmenbedingungen des Erfolges selektieren und formen die Menschen, die erfolgreich sein wollen.*

Dazu unsere Hypothese: *In zukünftigen machtfreien Strukturen der Gesellschaft, in denen es in erster Linie um die Qualität der Lösungsvorschläge gehen wird und in denen niemand, der sich dafür einsetzt, von der Mitwirkung ausgeschlossen werden kann, wird sich herausstellen, dass die besten Vorschläge gleichermaßen von Frauen wie von Männern kommen werden und weder diese noch jene sich dafür charakterlich deformieren müssen.* Auch Quotenregelungen werden in diesen Strukturen überflüssig sein. Die Auslese, die sich ergeben wird, ist völlig geschlechtsneutral.
So einfach das Verfahren des Konsensierens in seiner Grundidee auch erscheinen mag, so weit reichend werden seine gesellschaftlichen Auswirkungen sein. Vielleicht ist gerade seine einfache Anwendbarkeit in allen Bereichen des Zusammenlebens notwendig, um ganz nebenbei dem gesellschaftlichen »Kampf der Geschlechter« die Basis zu entziehen.

DYNAMISCHES KONSENSIEREN

Wir haben Konsensieren bisher als einen einmaligen Prozess beschrieben. Das formale Verfahren hat den großen Vorteil, dass das Herausfiltern der Lösung rasch, effizient und *in einem einzigen Schritt* erfolgt. Und zwar *auch mit großen Teilnehmerzahlen* und *jeder überschaubaren Lösungsvielfalt.* So wichtig dieser Punkt in unseren bisherigen Überlegungen auch war, so notwendig erscheint es uns hier anzumerken, dass die angesprochene Effizienz ein eher vordergründiges Ziel gewesen ist. Durch einmaliges Konsensieren wird zwar die beste Lösung innerhalb der erstellten Lösungsvielfalt gefunden, es wird aber – dieser Effizienz zuliebe – in Kauf genommen, dass nicht weiter nach noch besseren Lösungen gesucht wird. Das kann ins Auge gehen. Wenn nämlich der Widerstand gegen die konsensierte Lösung noch zu groß ist, werden die Unzufriedenen ihn nach außen tragen und die beschlossene Lösung sabotieren. Für eine reibungsfreie Umsetzung und Nachhaltigkeit sollte man nichts unversucht lassen um die bestmögliche Lösung zu finden – auch wenn der gesamte Prozess dadurch langwieriger wird. Die Zeit, die heute für Streitgespräche verloren geht, kann für *»dynamisches Konsensieren«* genützt werden.

Stellen Sie sich also bitte den folgenden Ablauf vor: Zuerst wird konsensiert wie beschrieben. Dadurch erhält man nicht nur die ausgefilterte Lösung, sondern auch das Gruppenstimmungsbild. Daraus können die Stimmberechtigten möglicherweise lernen. Eventuell könnte man »Ablehnungsprofile« für einzelne untergeordnete Positionen der Lösungsvorschläge erarbeiten (siehe »Ausklang«: »Verhandlungen«). Man könnte sehen, welche Vorschläge beziehungsweise welche Details davon große Ablehnung erfahren. Dementsprechend könnten und sollten die einzelnen Alternativen dann angepasst und verbessert werden.
Wieder wird konsensiert. Wenn jetzt andere oder neue Lösungen in den Vordergrund rücken, zeigt das, dass ein Lernschritt stattgefunden hat. Das Ergebnis hat sich vor allem dann verbessert, wenn die jetzt konsensierte Lösung mit weniger W-Stimmen belastet ist als die beste Lösung von vorher. Und aus jedem Fortschritt ergibt sich ein feineres Gruppenstimmungsbild, die Lösungsvorschläge können weiter angepasst und erneut nachkonsensiert werden.

Erst wenn sich zeigt, dass unter den gegebenen Bedingungen von den Beteiligten (oder auch ihren Beratern) keine bessere Lösung mehr gefunden wird, ist das Optimum erreicht. Es ist *jenes Optimum, das der momentanen Kreativität und Konsensbereitschaft der Abstimmenden entspricht.*

In diesem Zusammenhang sind wir Ihnen noch das Einlösen eines Versprechens schuldig. Wir haben im Kapitel »Schwarz oder Weiß« das *Israel-Palästina-Problem* angeschnitten und versprochen noch genauer darauf einzugehen. Es übersteigt den Rahmen unseres Buches, dieses scheinbar aussichtslose Problem auch nur einigermaßen erschöpfend zu behandeln. Und Sie können von uns auch keine endgültigen Lösungen erwarten. Dennoch möchten wir zeigen, dass dynamisches Konsensieren auch in diese so verfahrene Situation neue Bewegung bringen könnte. (Der Einwand wäre berechtigt, dass Machtpolitiker unserer Tage einer derartigen Öffnung der Lösungssuche nie und nimmer zustimmen würden. Wir setzen in diesem Gedankenexperiment allerdings deren Zustimmung voraus, zum Beispiel auf Grund des Druckes der Weltöffentlichkeit oder der UNO, also auf Grund einer »not-wendigen« Vision.)
Wie im Kapitel »Schwarz oder Weiß« bereits angedeutet, nehmen wir also an, es sollen von den betroffenen Völkern die Vertreter aller Gruppierungen mit den unterschiedlichsten Einstellungen von »ultra-extremistisch« bis »friedfertig-tolerant« daran teilnehmen. Die Zahl der Pro- und W-Stimmen, die jeder Stimmberechtigte vergeben kann, sollte dabei proportional zur Größe der Gruppierung sein, die er vertritt.
Wenn jede der am Konflikt beteiligten oder davon betroffenen Gruppierungen einen eigenen Lösungsvorschlag in die Konsensierung einbringt, liegt eine breit gefächerte Lösungsvielfalt vor. Die erste Konsensierungsrunde wird ein Gruppenstimmungsbild ergeben, das es den Toleranten auf beiden Seiten ermöglicht, einander näher zu kommen und zumindest die Bedürfnisse der Toleranten auf der jeweils anderen Seite in ihre Lösungssuche einzubeziehen.
Darauf würde im Sinne des dynamischen Verfahrens erneut konsensiert. Es ist anzunehmen, dass bei diesem Durchgang die eben verbesserten Lösungsvorschläge weniger W-Stimmen erhalten würden als zuvor. Vielleicht würden diese Vorschläge auch moderate Gruppen dazu bewegen, ihren Standpunkt zu überdenken und sich dem Konsens der Friedfertig-Toleranten anzuschließen.
Wenn dann das Verfahren wieder und wieder durchlaufen wird, wird man beobachten, wie sich langsam eine Lösung entwickelt, der mehr und mehr Delegierte zustimmen können. Wir glauben und halten es für wich-

tig, dass diese Lösung *langsam* entsteht und jeder Schritt von einer Lösung zur nächsten den Beteiligten stets *klein* erscheint. Dadurch entsteht bei keinem Kontrahenten das Gefühl, zu viel an sicherem Boden aufzugeben und sich einem unzuverlässigen, unsicheren Verhandlungspartner auf Gedeih und Verderb auszuliefern.
Auf diese Art könnte der Konsens um sich greifen und immer mehr Teilnehmer erfassen. Es würde immer schwieriger werden sich der Lösung des Problems zu entziehen. Das Ausmaß des Friedenswillens auf beiden Seiten würde deutlich werden und zeigen, dass die Ziele der Extremisten mit den Vorstellungen der Bevölkerung *nicht* übereinstimmen. Eine konsensierte Friedenslösung könnte erarbeitet werden, die das Gros der Menschen beider Seiten hinter sich vereint und zur Grundlage der Politik beider Seiten werden könnte. Wenn unverbesserliche Radikale beider Lager auch dann von ihrem Hass und ihren Aggressionen nicht lassen können, würden sie sich isoliert und einer völkerübergreifenden gemeinsamen Ablehnungsfront gegenübersehen. Dadurch könnten sie wirksamer isoliert werden, ihr Einfluss würde verringert und könnte den Friedensprozess immer weniger stören. Diese Erfolglosigkeit könnte der Anfang vom Ende ihres Wirkens sein.
Dies ist sicher eine sehr optimistische Sicht der Dinge. Wir behaupten nicht, dass es so kommen *muss.* Aber es *könnte* so kommen! Und selbst wenn auf diese Weise der endgültige Friede nicht sofort erreicht werden würde, wäre die Annäherung der Toleranten und die Schwächung der Scharfmacher ein Ergebnis, das die Mühe rechtfertigen würde. Es würde mit Sicherheit einen Impuls für neue Friedensinitiativen bedeuten. Schon allein *diese* Möglichkeit wäre ein Fortschritt gegenüber der ausweglosen Spirale der Gewalt und sollte daher erprobt werden.

Unabhängig vom Erfolg des dynamischen Konsensierens im Isreal-Palästina-Problem oder in einem anderen Krisenfall, ist es uns wichtig, festzustellen: Wir haben bis jetzt vermieden, Ansprüche an die *Moral des Einzelnen* zu stellen, und wollen dies auch weiterhin so halten. An eine *hochwertige Kultur* jedoch *können und sollen* ihre Befürworter sehr wohl Ansprüche stellen. Selbst wenn es der unmittelbaren Effizienz nicht zu dienen scheint, *kann von einer hochwertigen Kultur erwartet werden, dass ihr Hauptanliegen stets das Bemühen um den bestmöglichen Interessensausgleich unter allen Betroffenen ist. Ihre Verfahren sollten, wenn immer möglich, auf dieses Ziel ausgerichtet sein.* Daher kann von der systemischen Konsenskultur eine Erprobung und Weiterentwicklung des dynamischen Konsensierens erwartet und sogar verlangt werden.

VI. Teil

Geht's so weiter?

MUT ZU VISIONEN

Wir haben aus systemanalytischer Sicht zu zeigen versucht, wie sehr die Anwendung des SK-Prinzips und des Konsensierens Staat und Gesellschaft verändern können. Unser Hauptthema, der Abbau des Machtkampfes im Staat, ist dabei mehrfach behandelt worden. An dieser Stelle könnten wir eigentlich aufhören. Wer bis jetzt weder von den praktischen Beispielen überzeugt worden ist, noch die Veränderung der politischen Realität für möglich oder wünschenswert hält, der kann dieses Buch getrost aus der Hand legen. Der folgende Text wird seine Sicht der Dinge nicht ändern. Mit jenen aber, die mit uns überlegen wollen, wie sich die systemische Konsenskultur weiter entfalten könnte, möchten wir einen Blick in eine noch fernere Zukunft werfen.

Als Systemanalytiker sind wir gewohnt, uns nur mit verwirklichbaren Projekten zu beschäftigen. So sehr wir uns auch bemüht haben, uns mit Vorhersagen zurückzuhalten um den Boden der Realität nicht zu verlassen, hat uns doch die zwingende Logik des SK-Prinzips angeregt, weiteren Folgerungen nachzuspüren.

Wir halten Visionen für unverzichtbar. Deshalb stellen wir hier noch weiter reichende Entwicklungen dar, auch wenn sie als utopisch abgetan werden könnten. Wir wissen: Der Grat zwischen Visionen und irrealen Fantasien ist schmal. Dennoch wollen wir mit vertretbaren Vorhersagen jene Menschen erreichen, die über ideologische, religiöse und geografische Grenzen hinweg Mut zu Visionen haben und die Bereitschaft besitzen, *das Erreichbare* darin zu erkennen.

MACHTFREIE SELBSTORGANISATION

Gedanken im Jahre 2030: Es war vor nicht allzu langer Zeit in einer vorwiegend machtorientierten Gesellschaft, als Konsensieren gerade bekannt wurde, aber noch nicht in die politischen Strukturen eingedrungen war. Noch immer ging es nicht um optimale Lösungen im Interesse aller, sondern um Gruppenegoismen und Verteilungskämpfe, die in Machtkämpfe auszuarten pflegten. Damals hatte jemand eine Vision:

Er sah Gruppen von beliebiger Größe, in der alle Mitglieder die Probleme, die sie selbst in der Gruppe hatten oder die sie auf die Gruppe zukommen sahen, einfach benennen konnten, ohne Gefahr, verlacht oder diskriminiert zu werden. Alle konnten gleichberechtigt am Entwickeln von Lösungsvorschlägen und an den anschließenden Konsensierungen teilnehmen. Ohne hierarchisch organisiert zu sein oder einer bestimmten Führungsschicht Macht zuzuweisen, erreichten diese Gruppen damit Handlungsfähigkeit. Auf Grund einer vereinbarten Aufgabenteilung konnten die getroffenen Entscheidungen nämlich klaglos vollzogen werden, wobei, wenn nötig, auch über die Aufgabenteilung konsensiert wurde.

Der Mensch erkannte, dass damit das Feld für machtfreie Selbstorganisation eröffnet war. Das Umfeld, in welchem dies realisierbar war, war noch nicht erforscht. Welche Gruppengröße war noch effizient organisierbar und mit welchen Hilfsmitteln? Es war klar, dass aus dem gemeinsamen, auf Lösungssuche konzentrierten Intelligenzeinsatz ein sich ständig neu organisierendes Gruppenverhalten entstehen würde. Und zwar aus dem ständigen Wechselspiel von Anforderungen – meist von außen – und den Entscheidungen von innen.

Innerhalb der Gruppe konnten Einzelne oder Teams durch ihre Lösungskompetenz in bestimmten Themenkreisen zu anerkannten Führungspersönlichkeiten aufsteigen, doch sie hatten keinen verbrieften Führungsanspruch. Sie konnten jederzeit durch die Konsensierungserfolge anderer begabter Persönlichkeiten übertroffen werden, vor allem durch die Lernfähigkeit einer im eigenen Interesse damals schon zunehmend auf Nachhaltigkeit der Lösungen bedachten Jugend.

Innerhalb der Gruppe kam es zu einer Dynamik von geistiger Führung ohne Führungsanspruch und von Einflussnahme ohne Machtanspruch. An die

Stelle des primitiven Machtkampfes Einzelner gegeneinander war der für alle frei zugängliche Wettbewerb beim Entwickeln guter Lösungsvorschläge getreten.
Das Streben nach Anerkennung und Führung war nach wie vor eine unvermindert starke menschliche Antriebskraft. Aber nun konnte sie sich im Wettbewerb um die besten Ideen bewähren. Dieses unverminderte Streben nach Einfluss wurde zu einem von allen geschätzten Verhalten, weil es zu intelligenten Lösungen führte, die nicht gegeneinander gerichtet waren. Es war ein objektiv geführter Wettbewerb, dessen Erfolge für alle sichtbar von der Gruppe anerkannt wurden.
Ähnliches hatte man vorher nur im Sport, in der Baukunst, der Musik und der bildenden Kunst – also abseits der Politik – erlebt. Allerdings mit einem großen Unterschied: Nun gab es keine eigenen Juroren, Punkterichter, Schiedsrichter oder Preisverleiher mehr, sondern die ganze Gruppe filterte die ihr am besten gerecht werdenden Lösungen heraus. Jene Begabten, die oft Konsenstreffer landen konnten, wurden zu gefeierten Vorbildern, denen viele nacheiferten.
Je mehr die Gruppe durch immer neue Anforderungen gefordert wurde langfristig haltbare Lösungen zu finden, desto stärker entfaltete sich in ihr die Qualität und Effizienz der gemeinsamen geistigen Leistung. Sie reagierte flexibel und kompetent auf das Wechselspiel der Herausforderungen und passte sich geänderten Bedingungen rasch an, ohne sich mit internen Grabenkämpfen aufzuhalten.

Dieser Mensch mit seiner Vision hat das neue Gruppenverhalten mit jenem der *seinerzeitigen basisdemokratisch organisierten Gruppen* verglichen, die so oft das Bild von hoffnungslos zerstrittenen Haufen abgaben. Sie waren hierarchiefrei angetreten, doch – so paradox es klingen mochte – benötigten sie danach stets eine starke Integrationsfigur um den Zerfall zu verhindern. Bedauern erfasste unseren Visionär über so viel vergeudete Energie und Idealismus. Denn nicht mangelnde Konsensbereitschaft war der Grund ihrer Schwierigkeiten, sondern die unausweichliche Spaltwirkung des demokratischen Mehrheitsentscheids, der – zu oft – für die Gruppenentscheide benötigt wurde.
Schon damals war also erkannt worden, dass die integrative Kraft der Selbstorganisation mittels Konsensierung gerade dort am wirksamsten ist, wo viele unterschiedliche Interessensgruppen versuchen, gemeinsame Politik zu machen. Vorher war der Versuch, sich machtfrei und demokratisch zu organisieren, an den ungeeigneten Methoden gescheitert. Damals wusste man auch schon, dass die Rollen der Geschlechter, ja sogar ethni-

sche und nationale Grenzen, kurz alles, was die Verständigung zwischen Menschen erschwert, durch Konsensieren problemlos überwunden werden konnte und den Beteiligten eine bis dahin undenkbare Form intelligenter Zusammenarbeit ermöglichen würde.

Springen wir zurück in die Gegenwart. Zwei Verfasser sehen sich in der Rolle von zuversichtlichen Visionären und reiben sich die Augen. Warum hat man das nicht früher erkannt? Wir wissen doch längst, dass es unter Menschen um den gleichberechtigten Zugang zu Informationen, Teilnahme an der Lösungssuche und Entscheidungsbildung geht. War es nur das Verfahren, das bisher gefehlt hat?
Wie dem auch sei, machtfreie Selbstorganisation ist jetzt möglich.
Das gesellschaftliche Leben durch geeignete Verfahren machtfrei zu gestalten, ist die weit reichende Herausforderung, die uns alle angeht und betrifft.

DIE CHANCE JUNGER STAATEN

Die Zeiten des Umbruchs, in denen ein Staat neu entsteht, sind meist unsicher. Dabei ist es gleichgültig, ob dieser Umbruch durch äußere Einflüsse hervorgerufen wird – durch Krieg mit anderen Staaten – oder durch innere Konflikte, ausgelöst durch untaugliche Strukturen im Staat selbst oder durch Gruppen, die an die Macht drängen.

In der Zeit des Umbruchs sind die Machtverhältnisse im neuen Staat oft weit gehend ungeklärt. Nicht selten strebt eine Vielzahl von Gruppierungen mit unterschiedlichsten Interessen danach, die bestimmende Kraft im neuen Staat zu werden. Solange es einen gemeinsamen Feind gibt – sei es der äußere Feind oder die etablierte Machtstruktur im Staat –, kämpfen diese Gruppen Schulter an Schulter. Ist dieser Feind besiegt, dann fehlt das einigende Element und die Interessensgegensätze treten in den Vordergrund. Die ursprüngliche Kampfgemeinschaft zerfällt nun im Kampf um die Macht in verfeindete Gruppen. Die Schwierigkeiten vieler afrikanischer Staaten sind Beispiele der jüngsten Zeit, wo alte Stammesrivalitäten immer wieder zu offenen Kampfhandlungen führen und die jungen Demokratien an die Grenze des Scheiterns bringen.

Wenn der neue Staat eine Demokratie werden soll, erwächst aus der mangelnden Demokratieerfahrung die Gefahr eines arbeitsunfähigen Parlaments, in dem nur noch gestritten wird. Gerade das ist aber das Schlimmste, das dem jungen Staat widerfahren kann, für den eine funktionierende Ordnung erst geschaffen werden muss, wozu eine Unzahl von Parlamentsbeschlüssen nötig wäre. Gerade der junge Staat braucht ein Parlament, das auch dann funktionsfähig bleibt, wenn die aktuelle Zusammensetzung der politischen Kräfte eine solide Parlamentsarbeit erschwert.

Selbst wenn kein Gegeneinander besteht, wird durch die Verfahren der Demokratie – wie wir gesehen haben – Feindschaft erzeugt. Der Mehrheitsentscheid ist nicht geeignet ein bereits bestehendes Gegeneinander abzubauen. Wenn im jungen Staat dann noch naturgemäß die Erfahrungen einer langen demokratischen Tradition fehlen, ist die Gefahr groß, dass sich der politische Zwist aufschaukelt und außerparlamentarisch in offene Gewalttätigkeiten ausartet.

Es ist nämlich ein Irrtum, zu glauben, die Demokratie sei eine stabile Regierungsform allein auf Grund der durch Verfassungen geregelten »Spielregeln« und eines gut durchdachten Systems von Macht und Kontrolle. Auch wenn viele Bürger westlicher Demokratien vielleicht den Eindruck von Stabilität haben, ist dieser doch nur durch das Vorhandensein einer eingeübten politischen Kultur gegeben.

Denn wer das Konzept der Demokratie systemisch betrachtet, erkennt schnell den Grund für ihre anfällige Stabilität. *Die Prinzipien der Demokratie verlangen nach Mehrheiten. Falls eine solche Mehrheit dann aber die demokratischen Spielregeln nicht einhält oder nicht fest genug dahinter steht, ist der Staat in Gefahr, in eine andere Herrschaftsform übergeführt zu werden. Aus Erfahrung – und nicht aus systemischen Gründen – ist die Mehrheit der Bürger in den westlichen Industrienationen trotz aller Politikverdrossenheit am Fortbestand der Demokratie interessiert:* Der Bürger weiß den Wohlstand, die Rechte und Freiheiten in ihr zu schätzen.

In jungen Demokratien mit despotischer Vorgeschichte gibt es kaum vergleichbar reife »Bürger«, sondern eher noch »Untertanen« ohne genügend politisches Selbstwertgefühl und Verantwortungsbewusstsein, das die Demokratie stabilisieren würde. Auch in Ländern, in denen dem Individuum im Vergleich zur Gruppe (etwa durch religiöse oder nationalistische Ideologien) kein hoher Wert zugestanden wird, können sich Demokratien kaum etablieren, weil das der gewohnten Sicht der Bürger nicht entspricht: Siehe einige Länder im islamischen Raum.

Ebenso ist der fehlende Wohlstand der Massen in Zeiten des Umbruchs eine Gefahr für die Stabilität der Demokratie. Aber nicht nur junge Staaten sind dadurch gefährdet. Wenn im Bewusstsein der Mehrheit die Unzufriedenheit mit den materiellen Lebensbedingungen den ideellen Wert der demokratischen Freiheiten und Sicherheiten zu überwiegen anfängt, dann beginnt die Demokratie zu wanken! Diese Gefahr ist auch in einigen der jungen Staaten des ehemaligen Ostblocks noch nicht gebannt.

Das stabilisierende Element der Demokratie, die positive innere Einstellung ihrer Bürger zu dieser Staatsform, braucht Zeit zur Entwicklung. Eine Zeit, in der sich die junge Demokratie bewähren und zeigen müsste, dass sie den Wohlstand, die Sicherheit und die Freiheiten herbeizuführen vermag, die von ihr erwartet werden und auf denen ihre dauernde Stabilität letztlich beruht. Was eigentlich wiederum nur unter stabilen Verhältnissen wirklich möglich ist. Eine beinahe aussichtslose Anfangsbedingung! Was junge Staaten benötigen würden, wäre ein systemisch zwingender Einfluss, welcher Stabilität aufbaut, solange die öffentliche Meinung noch nicht genügend gefestigt ist um den Bestand der neuen Staatsform abzusichern.

Wie wir in der Analyse der Konsensierung herausgearbeitet haben, fördert die systemische Konsenskultur das Miteinander, das Streben nach gemeinsamen Lösungen, die Achtung vor den Wünschen und Bedürfnissen der anderen. Sie baut das Gegeneinander ab, indem sie Verständnis für die anderen zur Bedingung macht. Das ist es, was junge Staaten so bitter benötigen würden, wenn politische Machtkämpfe, Stammesrivalitäten und sogar Bürgerkrieg sie zu zerreißen drohen.
Konsensierung benötigt keine Mehrheitsverhältnisse, um die gekämpft werden müsste! Ganz im Gegenteil liefert Konsensieren zu einem gegebenen Problem auch bei *vielen* Gruppen im Gremium *stets* eine Lösung und entfaltet zusätzlich seine Konflikt auflösende Wirkung. Unabhängig von deren Größenverhältnissen ermöglicht Konsensieren die produktive Zusammenarbeit einer Vielzahl von Kleingruppen. Diese können dadurch langsam zu einem stabilen Ganzen zusammenwachsen. Eine Vielfalt von Lösungsvorschlägen vieler Gruppen steigert eher die Chance auf qualitativ gute Lösungen statt sie zu vermindern. Das heißt, gerade in der schwierigen Zeit der »Formsuche« des neuen Staates würde sich Konsensieren als stabilisierender Faktor erweisen.
Auch die Gefahr, dass eine einzelne Gruppe übermächtig wird und die Macht im Staat übernimmt, ist durch den im Kapitel »Im Parlament« vorgeschlagenen Stimmengrenzwert gebannt (siehe Anmerkung 12).
Junge Staaten könnten sich eine lange Zeit der Zerrissenheit und Unsicherheit, der Machtkämpfe und allfälliger Zerstörungen ersparen: Bedingung wäre, kein Herrschaftssystem – nicht einmal in Form einer herkömmlichen Demokratie –, sondern von Beginn an eine systemische Konsenskultur aufzubauen. Die Entscheidung dazu könnte leicht fallen, sobald es Vorbilder gibt, deren Vorteile für ein friedliches Zusammenleben für alle sichtbar werden.
Was immer machthungrigen Gruppierungen an Schachzügen einfallen könnte, würde sich gegen diese selbst richten, sobald die Spielregeln vereinbart worden sind und eingehalten werden. Das wiederum könnte unter internationaler Aufsicht geschehen, ja sogar im Sinne der Friedenssicherung von der internationalen Gemeinschaft verlangt werden.

VII. Teil

Machtvolles Schlusswort

POLITISCHE REALITÄT

Auf den Tag genau, als das Manuskript zu diesem Buch erstmals vor uns lag, lieferte die Realpolitik ein abschreckendes Beispiel, wie durch Systemzwänge und engstirnige Machtpolitik die Zukunft verspielt werden kann. Wir konnten uns des Eindrucks nicht erwehren, die Zeitgeschichte selbst wolle ein Schlusswort zu unserem Buch verfassen, um mit besonderem Nachdruck auf die Notwendigkeit eines tief greifenden Umdenkens hinzuweisen.

Es war der 12. 12. 2003, der Tag, an dem die Regierungschefs der 15 EU-Staaten und 10 Beitrittskandidaten zum ersten EU-Verfassungsgipfel zusammentraten, um die Grundlage der zukünftigen europäischen Verfassung zu beschließen. Dazu sollte das Stimmengewicht der einzelnen Mitgliedsländer im EU-Ministerrat festgelegt werden. Außerdem sollte über die qualifizierte Mehrheit entschieden werden, die bei demokratischen Abstimmungen für eine Beschlussfassung nötig wäre.

Eigentlich hätte es einer der ganz großen Tage Europas werden sollen, an dem, nach all den kriegerischen Jahrtausenden, das Fundament für eine friedliche, geeinte Zukunft der vielen Völker gelegt werden sollte, mit einer gemeinsamen Grundrechte-Charta und gegenseitiger Beistandspflicht.

Doch es kam anders. Die Veranstaltung war von einem einzigen Thema bestimmt: der Machtverteilung im EU-Ministerrat. Wie zu erwarten war, entbrannte ein Machtkampf unter den anwesenden Staatsoberhäuptern um Prozentpunkte und Kommastellen von Prozentpunkten ihres Stimmengewichtes.[16] Das Machtinstrument »demokratische Abstimmung«, für dessen Verwendung man die Regeln festlegen wollte, hat mit systemischer Unerbittlichkeit zu diesem Verhalten gezwungen. Alle waren der Überzeugung, dass die Zahlen, auf die man sich einigen würde, das Schicksal Europas und in ihm die eigene Position viel nachhaltiger beeinflussen würden als spätere, noch so fundierte sachliche Standpunkte. Es ging ihnen um Machteinfluss, beziehungsweise um die Angst, in wichtigen Angelegenheiten zu schwach zu sein und überstimmt zu werden.

Aber es kam noch ärger! Zwei Länder verhinderten den Einigungsprozess durch ein Veto. Politische Beobachter waren sich weit gehend darüber einig, dass es in erster Linie das Streben nach persönlichem Machtgewinn

im eigenen Land war, das den Ausschlag für das Veto der Ministerpräsidenten Polens und Spaniens gegeben hatte. Um ihre Popularitätswerte für bevorstehende Wahlen zu Hause zu steigern, hatten sie versucht mit ihrem Veto die heimischen Wähler zu beeindrucken. Dafür hatten sie nicht gezögert, ein Scheitern des europäischen Einigungsprozesses in Kauf zu nehmen!
Und tatsächlich ging dabei mehr in Brüche als nur ein Verfassungsgipfel. Wenn es je eines Beweises bedurft hätte, wie sehr der herkömmliche demokratische Abstimmungsmechanismus zu kompromissloser Machtpolitik zwingt, wie wenig auch heute noch das Schicksal der betroffenen Völker zählt, sobald es für demokratische Politiker um die eigene Macht geht, und wie abhängig ein ganzer Kontinent von der momentanen Befindlichkeit einzelner Machtträger sein kann: deutlicher hätte der Beweis wohl nicht erbracht werden können!

Wir wollen den weiteren Verlauf der Ereignisse hier nicht verfolgen, da der geschilderte Sachverhalt ausreicht, um den völlig anderen Verlauf zu beschreiben, den Europas Einigung genommen hätte, wenn am 12. 12. 2003 die systemische Konsenskultur bereits geltende Grundlage der EU-Politik gewesen wäre. Wenn nämlich Konsensieren das verbindliche Entscheidungsverfahren im EU-Ministerrat gewesen wäre, so hätte auch das politische Gewicht der größten Mitgliedsstaaten nicht ausgereicht, ihnen einen nennenswerten Machtvorsprung zu sichern. Der damalige Machtkampf um Prozentpunkte des Stimmengewichts wäre nicht nur völlig überflüssig gewesen, sondern hätte kurzsichtige Machtpolitiker in ganz Europa und im eigenen Land lächerlich gemacht.
Von der zerstörenden Kraft machtorientierter Mehrheitspolitik, die stets auf die eigene Macht als oberstes Ziel ihres Handelns fixiert ist, bis zu jenem umfassenden Intelligenzeinsatz von Politikern, der beim Konsensieren für den Erfolg benötigt wird, bleibt offenbar noch ein weiter Weg zu gehen. Dennoch sind wir zuversichtlich, dass die systemische Konsenskultur in einer nicht zu fernen Zukunft *allen* Staaten – unabhängig von ihrer Größe – jenes politische Gewicht verschaffen wird, das der *Qualität* der von ihnen vorgeschlagenen Lösungen entspricht, einer Qualität, welche beim Konsensieren deutlich sichtbar von allen Staaten gemeinsam bestätigt werden wird.

Nachsatz der Geschichte: Schon ein halbes Jahr später, noch bevor die ersten Seiten dieses Buches gedruckt waren, verschwanden die beiden Politiker, die die Verfassung Europas auf dem Altar ihres Machtstrebens geopfert hatten, in der politischen Versenkung. Drastischer hätte die Absurdität von Macht als Grundlage von Entscheidungsverfahren wohl kaum aufgezeigt werden können.

VIII. Teil

Ausklang

VEREINFACHTES KONSENSIEREN

Das vereinfachte Konsensieren haben wir Ihnen anlässlich der Jubiläumsfeier des Vereins im Kapitel »Konsensieren« vorgestellt. Es arbeitet mit beliebig vielen Vorschlägen, aber ohne Pro-Stimmen. Jeder Abstimmende darf pro Vorschlag 0 bis 10 W-Stimmen vergeben. Diese werden je Vorschlag zusammengezählt. Der Vorschlag mit den wenigsten W-Stimmen ist konsensiert.

Für diese einfachste Vorgangsweise gilt das SK-Prinzip nur eingeschränkt, denn jeder Abstimmende hat die Möglichkeit *jeden* Vorschlag maximal abzulehnen und nur seiner eigenen Traumlösung null W-Stimmen zuzuordnen. In diesem Fall wäre das Ergebnis das gleiche wie bei der demokratischen Mehrheitsabstimmung: Die Traumlösung der Mehrheit bekäme die wenigsten W-Stimmen.

Daraus erkennt man, dass für alle mitstimmenden Gruppen – mit Ausnahmen der relativen Mehrheit – ein derartiges Konsensierungsverhalten widersinnig wäre. Sie würden damit nur den Vorschlag der relativen Mehrheit unterstützen und sich selber jeden Einfluss nehmen. Diese Gruppen sollten sich daher mit jedem Vorschlag sehr genau auseinander setzen um ihre W-Stimmen wohl überlegt einzusetzen, damit – wenn schon die eigene Traumlösung nicht zum Zug kommt – wenigstens die aus eigener Sicht zweitbeste Lösung konsensiert werden kann. Solange keine Partei die *absolute* Mehrheit hat, kann auch bei diesem Verfahren der Antrag jeder Partei von den anderen stets verhindert werden.

Falls also keine Partei die absolute Mehrheit hat, wäre es daher im Sinne *aller* Parteien, Lösungen anzubieten, die auch für die anderen annehmbar sind. Das Problem dabei ist, dass der Zwang zur wohl überlegten Verteilung der W-Stimmen bei der Vergabe nicht unmittelbar und zwingend wirksam wird. Er entspringt nur der abstrakten Überlegung, seinen Einfluss nicht leichtfertig aufzugeben. Die Gefahr besteht darin, mit der Ablehnung zu spontan und zu großzügig umzugehen. Es mag zwar im Nachhinein bedauert werden, wenn dann eine Lösung konsensiert worden ist, die man nicht wollte und eigentlich bei sorgfältiger W-Stimmen-Vergabe verhindern hätte können, aber dann ist es eben zu spät. Auch ohne den Zwang des Verfahrens wäre beim vereinfachten Konsensieren also Sorgfalt notwendig.

In Kleingruppen ist zusätzlich die Gefahr groß, dass es – wie etwa beim Familienmittagstisch – zu keiner Lösung kommt, weil jeder Fremd-Vorschlag von allen mit 10 W-Stimmen bedacht wird. Es kann jedoch sein, dass nach einiger Gewöhnung diese Gefahr in den Hintergrund tritt, wenn sorgfältiges Konsensieren zur Gewohnheit geworden ist.
Wo dies nicht zu erwarten ist, muss dieses destruktive Verhalten durch das Verfahren verhindert werden. Wir haben deshalb für den allgemeinen Fall das vereinfachte Konsensieren verlassen und als Gegenmaßnahme die W-Stimmen auf einen Durchschnittswert von fünf begrenzt, wie es in den Beispielen vorgeführt wurde.

VERHANDLUNGEN

Wenn nur zwei Interessensgruppen miteinander verhandeln, ist zumeist von einer Lösungsvielfalt keine Rede. Für gewöhnlich stehen sich zwei gegensätzliche Vorstellungen gegenüber, die durch geschickte Verhandlungstaktik durchgesetzt werden sollen. Wir werden nicht müde zu betonen, dass dies sehr oft eine künstlich herbeigeführte Reduktion der Wirklichkeit ist, die nicht notwendig wäre.
Wie heutige Verhandlungen ablaufen, wissen Sie wahrscheinlich: Zu Beginn der Gespräche gibt's den üblichen Händedruck und zumeist noch freundliche Gesichter. Danach beginnen die Verhandlungen und es ist »Pokerface« angesagt. Man versucht, die Positionen des Gegenübers abzutasten und möglichst wenig eigene Informationen preiszugeben. Bei diesem rhetorischen und strategischen Kräftemessen zeichnen sich die Standpunkte beider Seiten immer deutlicher ab, bis schließlich alle strittigen Punkte auf dem Tisch liegen. Ein Angebot umfasst meist viele zu verhandelnde Einzelpositionen. Um die wird jetzt verbissen gefeilscht. Sich auf gemeinsame Gesichtspunkte zu einigen, wird zu einem schwierigen Unterfangen, das nicht selten zu Streit und Abbruch der Verhandlung führt, wenn sich die Fronten verhärten. Unabhängig von Sachgründen herrscht bei machtorientierten Menschen die Meinung vor, dass nur der das Gesicht wahrt, der seine Position weitestgehend durchsetzt. Und das ist den Streitparteien in solchen Fällen wichtiger als weiter nach annehmbaren Auswegen zu suchen.
Verhandlungsgeschick bedeutet, dem »Gegner« Kompromisse anzubieten. Der eigene Vorschlag wird in einzelnen Punkten so lange abgeändert, bis die andere Seite im Gegenzug bereit ist, ebenfalls in einzelnen Positionen nachzugeben. Die Verhandlung gilt als erfolgreich abgeschlossen, wenn sich beide Seiten mit dem Abtausch von Opfern zufrieden geben. Politiker sprechen dann von einem »Paket«, das sie »geschnürt« haben. Meist liegt es im Interesse aller Beteiligten, das Paket mühsam erzielter Kompromisse nicht nochmals »aufzuschnüren« und womöglich daran zu scheitern.

Diesen mühseligen und von Strategien geprägten Prozess kann *vertikales Konsensieren* entscheidend vereinfachen. Bildlich gesprochen werden die beiden Vorschläge »nebeneinander« auf den Verhandlungstisch gelegt. Von dieser »horizontalen Ebene« aus werden nun die einzelnen Positionen der Vorschläge »vertikal« angelistet. Im Allgemeinen wird die Anzahl der Positionen der einzelnen Vorschläge unterschiedlich sein. Das stört aber nicht. Um den beim Konsensieren vorgesehenen mittleren Widerstandswert von fünf zu erreichen, gilt auch hier: Die Zahl der für einen Vorschlag erlaubten W-Stimmen ergibt sich aus der Zahl seiner Positionen multipliziert mit fünf. Jeder der Verhandlungspartner verteilt seine Widerstandswerte auf die *einzelnen Vorschlagspositionen* der Gegenseite und überprüft das Einhalten der erlaubten W-Stimmen. Dadurch wird das Ausmaß der Widerstände gegen die einzelnen Verhandlungspositionen sichtbar.

Je detaillierter man seinen Vorschlag auffächert, umso mehr Informationen erhält man von seinem Gegenüber. Daneben ergeben sich keinerlei strategische Vor- oder Nachteile durch eine hohe Anzahl von Positionen.

Vertikales Konsensieren ist nicht auf zwei Verhandlungspartner beschränkt, sondern kann auch in größeren Verhandlungsrunden eingesetzt werden. In diesem Fall bewerten die Verhandlungspartner sämtliche Positionen aller Gegenvorschläge. Die aufsummierten Widerstandswerte ergeben »vertikale Ablehnungsprofile«. Sie spiegeln die Einstellungen der *gesamten* Verhandlungsrunde zu jeder Vorschlagsposition wider. Jeder weiß damit genau, wo er in der nächsten Verhandlungsrunde Entgegenkommen zeigen sollte bzw. an welcher Stelle er seinen Vorschlag zu verbessern hätte, um beim nächsten Durchgang des dynamischen Konsensierens weniger W-Stimmen zu erhalten.

Vertikales Konsensieren kann somit den Verhandlungsprozess beschleunigen und durchschaubarer machen. Es stellt die *Lösungssuche* an Stelle der Verhandlungs*strategie* in das Zentrum der Aufmerksamkeit. Es ist auch nützlich, wenn sich ein *Mediator* ein genaues Bild über den Fortgang der Verhandlung machen will.

KONFERENZEN UND INTERNET

Dynamisches Konsensieren könnte sich für Verhandlungen und Konferenzen aller Art als nützlich erweisen. So könnten *Konferenzzentren* mit einer dafür entwickelten computergestützten Infrastruktur ausgestattet werden. Alle Konferenzteilnehmer würden zu beliebiger Zeit an Bildschirmen Vorschläge eingeben können, über die dann zu vereinbarten Terminen konsensiert würde.

Die Computer sollten so programmiert sein, dass die Konferenzteilnehmer den zeitlichen Ablauf des gesamten Prozesses mitverfolgen und nachvollziehen können. Mit dieser Einrichtung würden Klausurtagungen von der Problembeschreibung bis zur Lösungsfindung und Entscheidungsbildung aufgezeichnet werden. Am Ende des dynamischen Konsensierens könnte den Teilnehmern eine Dokumentation des gesamten Prozesses in jeder gewünschten Ausführlichkeit mitgegeben werden.

Auch im Internet würden dynamische Konsensierungs-Programme gute Dienste leisten. Über Grenzen hinweg könnten sie ganz erheblich zur Völkerverständigung beitragen. Selbst wenn damit keine Entscheidungen getroffen werden, würde eine weitaus differenziertere Darstellung grenzüberschreitender Gesichtspunkte unabhängig von Medieneinflüssen und Diplomatie entstehen.

DANKE

Wir danken allen, die uns im Laufe von kritischen Diskussionen bei der Entwicklung unser Gedanken geholfen haben. Im Besonderen danken wir unseren Testlesern, deren kritische Kommentare dem Buch den letzten Schliff gegeben haben. Das sind die Damen und Herren: Ingrid Gell, Günther Gell, Horst Kleinschuster, Ute Schlerath, Kurt Schrotta, Werner Schrotta, Alois Schwarz und Johann Theurl.

Gunther Neumann danken wir für zahlreiche Hinweise aus seiner reichen Erfahrung mit internationaler Politik und für sein daraus begründetes Nachwort.

Bei Ullrich E. Zellenberg bedanken wir uns für Korrekturen, besonders aber für seinen wertvollen Hinweis, der uns zur erhöhten Absicherung des Verfahrens gegen Missbrauch veranlasst hat.

Ermutigende Reaktionen kamen aus unseren Familien, vor allem aber von:

- *meinem Sohn Volker Visotschnig, der mich während der gesamten Zeit der Entwicklung des Buches moralisch unterstützt hat;*
- *meinen Brüdern Kurt und Werner Schrotta, die mir durch ihr Interesse Mut gemacht haben, Konsensieren für den politischen Einsatz zu verbessern.*

Dank gilt schließlich auch Arno Braschel, der aus Begeisterung für die Idee während der Entwicklung des Buches kostenlose Steuerberatung angeboten hat.

Zuletzt müssen wir all den erfundenen Personen und Gruppen danken, die sich immer noch verzweifelt bemühen, den Inhalt des Buches lebendiger und leichter lesbar zu machen.

Bei den machtorientierten Akteuren der Weltpolitik *wollen wir uns nicht bedanken*, sondern wir wünschen uns, dass Konsensieren sich rasch verbreiten möge, damit Menschen ihrer Denkart der Einfluss auf die Geschicke der Welt entzogen wird. Machtstreben um über andere Macht auszuüben ist Menschenverachtung. Und zwar unabhängig davon, ob diese Macht im Namen des Patriotismus, des wirtschaftlichen Erfolges, des Fortschritts oder der Geschichte, im Namen irgendeines Gottes oder unter einem sonstigen Vorwand ausgeübt werden soll. Wir hoffen daher sehr, dass diese Menschenverächter bald als solche erkannt werden und die Achtung verlieren, mit der man ihnen heute noch begegnet.

Nun bleibt uns nur noch, das Konsensieren, unser »Küken«, in die Welt zu entlassen – auf dass es selbstständig werde und sich entwickeln möge. Wir wünschen ihm auf seinem Weg, dass es erstarken und schließlich die Kraft haben solle, die Gesellschaft zum Vorteil für alle zu verändern, wie wir es uns bei seinem ersten »Pieps« erhofft haben.

NACHWORT

von
Gunther Neumann

Wer erinnert sich noch an einen Zeitgeist-Historiker namens Francis Fukuyama, der nach dem Fall des Eisernen Vorhangs vollmundig das »Ende der Geschichte« ausrief? Es war – nach all den gescheiterten Ideologien des 20. Jahrhunderts – der ultimative Anspruch, das Paradies wäre schon diesseits des Grabes erreichbar. Der Jugoslawienkrieg in Europa, blutige Konflikte in Nahost, Asien und Afrika, ein neuer Kampf der Kulturen haben uns rasch eines Besseren belehrt. Globalisierung, neue Akteure wie transnationale Konzerne und Terrorgruppen sind Herausforderungen einer zunehmend vernetzten Welt mit Problemen, die in ihrer Komplexität oft schwer verständlich erscheinen: Gesundheitskosten, Pensionsdynamik, Informationsbeschleunigung, Effizienzsteigerung, Zweidrittelgesellschaft, Asylproblematik, Ölpreise, Klimaveränderung, neue Seuchen, selbstmörderische Gewalt – um nur wenige Schlagwörter zu nennen. Immer seltener empfinden wir, konstruktiv zu Lösungen beitragen zu können.
Seien wir ehrlich: Wir alle wünschen uns manchmal einfache Muster für eine zunehmend komplexe Welt – wenn nicht gelegentlich gar einen Wunder-Zampano, der mit klaren Worten und entschiedener Hand Probleme einfach löst. Wir wissen, wie komplex ein einzelner Mensch ist. Warum sollten größere Gemeinschaften einfacher sein? Nur Demagogen bieten simple Antworten.

Ermüdungserscheinungen ...
Innerhalb europäischer Demokratien machen sich zunehmend, wenn schon nicht tiefe Krisen, so doch Unwohlsein und Ermüdungserscheinungen breit. Die nach dem Zweiten Weltkrieg überall hohe Wahlbeteiligung sinkt kontinuierlich – und besonders drastisch bei den Europawahlen. Politikmüdigkeit ist mehr als ein Schlagwort, während gleichzeitig

diffuser Ärger über »die da oben« zunimmt – und Populisten auf den Plan ruft, die mit schlagkräftigen Parolen einfache Lösungen versprechen. Solange die Weltwirtschaft und damit das soziale Gefüge halbwegs stabil bleiben, entlarven sich Demagogen über kurz oder lang selbst. Wie rasch der Rückfall in Barbarei möglich ist, zeigt nicht nur der tägliche Blick auf Fernsehbilder, sondern auch ein selbstkritischer in unsere eigene Geschichte: Würde unsere Demokratie eine tiefere Krise wie in den späten 20er- und 30er-Jahren des letzten Jahrhunderts unbeschadet überstehen? Winston Churchills ironisches Bonmot: »Demokratie ist die schlechteste Staatsform, ausgenommen alle anderen ...« gilt noch immer, hat aber mehr denn je einen resignativen Beiklang. Allenthalben nimmt die Skepsis gegenüber etablierten demokratischen Formen zu, die Generationen vor uns erkämpften. Wir setzen sie heute als gegeben voraus, ja wir rümpfen gelegentlich über deren Unzulänglichkeiten die Nase, um uns manchmal enttäuscht oder sogar angewidert abzuwenden. Selbst bei optimistischer Sicht erscheint die heutige Demokratie – bei allen nationalen Spielarten – als ein Telos der Geschichte, als die fast naturnotwendig höchste Form des politischen und sozialen Lebens, die – wenn schon nicht perfekt – so doch kaum mehr weiter entwickelbar ist.

... erfolgreicher Demokratiemodelle

Unsere Demokratie ist das – *noch immer* – beste System, das wir in der Geschichte der Menschheit entwickelt haben – im Idealfall selbst erkämpft und aufgebaut wie etwa in der Schweiz. Demokratieimport durch die Westmächte nach dem Fiasko der totalitären Erfahrung der vorangegangenen Jahre funktionierte in Deutschland und Österreich, weil dieser Neubeginn auf den – zugegebenermaßen fragilen – demokratischen Wurzeln der Ersten Republik aufbaute.

Noch so wohl gemeinter – so man das überhaupt annehmen will – Demokratieimport kann dort kaum Fuß fassen, wo die gesellschaftlichen Strukturen paternalistisch, diktatorisch, totalitär oder wie auch immer sonst undemokratisch sind: Beispiele jüngster Vergangenheit sind Afghanistan und Irak, auch der Kaukasus oder Zentralasien. Internationale sowie Nicht-Regierungs-Organisationen (NGOs) konnten selbst am europäischen Balkan nur mit größtem Aufwand an Truppen, Geld und massiver ziviler Aufbauhilfe zu einer halbwegs akzeptablen Stabilisierung der Lage beitragen – von »failed states«, gescheiterten Staaten in anderen Teilen der Welt gar nicht zu reden.

Voraussetzungen für Erfolg …

Die traditionellen demokratischen Mechanismen mit periodischen Wahlen allein sind, wie wir erkannt haben, nie genug. Eine funktionierende Demokratie braucht weit mehr als regelmäßige Urnengänge: Akzeptierte Grundwerte, Bindungen und ein Selbstverständnis über Clanloyalität hinaus, Bildung, freie Medien, eine florierende Wirtschaft, Gewaltenteilung mit einer unabhängigen Justiz gegen Korruptionsversuchungen und unvermeidlichen Machtmissbrauch, aber vor allem die aktive Beteiligung der Menschen sind – auch bei uns – Grundvoraussetzungen nachhaltigen Funktionierens. Wenn – trotz Gesetzesbegutachtungsverfahren *(schon das Wort klingt sperrig!)* durch Interessensgruppen – die politische Frustration der Menschen über erkennbare Schwächen des Systems zu einem Ohnmachtgefühl wird, ist das Gefüge bedroht. Ansätze zur Änderung wie die Bundesstaatsreform in Österreich oder den Europäischen Verfassungskonvent gibt es: Aber sie bleiben weit gehend die akademischen Diskussionsforen einer kleinen Elite und verebben bald wieder in den Wogen der Machtkämpfe von Interessensgruppen, Parteien und Strukturen. Das Volk fühlt sich ausgeschlossen.

Die beiden Autoren Visotschnig und Schrotta haben die Systemgrenzen unseres Demokratiemodells veranschaulicht: Akteure scheinen den verfestigten Strukturen und Gesetzmäßigkeiten von Kampf um die Macht, Machterhalt, Kampf gegen die Macht verhaftet – oder zumindest ausgeliefert. Starre Regierungskoalitionen oder Parlamente mit Clubzwang lassen auf höchster Ebene und unter dem lüsternen Blick von Medien (»Wer fällt um?«) wenig Spielraum. Änderungen »top-down«, von Regierungen, gar von der internationalen Staatengemeinschaft, also von »irgendwo ganz oben« zu erwarten wäre naive Illusion.

Egal ob auf nationaler Ebene oder auf dem internationalen Parkett: Mächtige lassen sich selten freiwillig in ihrer Macht beschneiden. Oft fehlt sogar die grundlegende Freiheit des Handelns, ja des Denkens in neuen Mustern. Regierungen und Parlamente werden äußerst selten mehr als nur Spiegel kleinerer Strukturen sein – manchmal Zerrspiegel, die kranke Machtstrukturen bis ins Groteske verdeutlichen.

Es ist ja grundsätzlich positiv, wenn die Skepsis gegenüber mächtig scheinenden Akteuren wächst, die bei all den Herausforderungen – national wie weltweit – in kleinliche Machtkämpfe verstrickt scheinen. Dennoch: Politiker, Manager, Diplomaten sind manchmal, aber längst nicht immer die zynischen Spieler der Macht, als die sie in Medien erscheinen. Letztere leben gerade von Skandalen und Katastrophen – getreu dem Schlagzeilencredo: »only bad news are good news for us«. Die Gesetzmäßigkeiten einer globalisierten Wirtschaft machen selbst die Akteure zu Re-Agierenden, die scheinbar selbstbewusst, aber oft verzweifelt versuchen, den Lauf der politischen und ökonomischen Dinge im weltweiten Wettbewerb noch halbwegs beeinflussen zu können. Diese nationalen Re-Aktionen und Reflexe erscheinen dabei – wie Visotschnig und Schrotta an einigen Beispielen veranschaulichen – des Öfteren zwanghaft und kurzsichtig, aber selten visionär. Die traditionellen Macht- als Nullsummenspiele stoßen mit hergebrachten Demokratiemustern in ihrer Problemlösungskompetenz an ihre systemischen Grenzen.

… und Weiterentwicklung der Demokratie

Veränderungen, Weiterentwicklungen – wenn sie nachhaltig sind – kommen von unten: Sie sind zarte Pflänzchen, die von Menschen gepflegt werden müssen, damit sie nicht verkümmern oder zu Wildwuchs verkommen. So wurzelte die Grünbewegung in den 68er-Ideen, in der Unzufriedenheit mit kaum erfolgter tieferer Aufarbeitung einer Führergesellschaft, im Nicht-Akzeptieren des kalten Krieges und seines Vernichtungspotenzials und im Erkennen, dass unbegrenztes Wachstum zu Umwelt- und Ungleichheitsproblemen führt, die unsere Lebensgrundlagen bedrohen. Grüne, NGOs, globalisierungskritische Bewegungen wie Attac heute zeigen – egal, wie man dazu steht –, dass neue Ansätze und Partizipationsformen Erfolg haben können. Ihre Ideen werden – bei entsprechender Weiterentwicklung – Teil des politischen *Mainstreams.* Auch wenn hehre basisdemokratische Ideale gerade durch die Anpassung an die gültigen, unperfekten Demokratieformen Schiffbruch erleiden.

Traditionelle Konsensmodelle …

Es geht nicht darum, das Rad – die Demokratie – neu zu erfinden, sondern kreativ in der Anwendung und Weiterentwicklung zu sein. Die grundsätzliche Idee, Entscheidungen durch *Konsens,* das heißt durch Kooperation aller statt durch *Mehrheitsentscheid* zu treffen, ist dabei nicht neu: Traditionelle Gesellschaften, religiöse oder anarchistische Gruppen haben sie bereits in der Vergangenheit angewandt. Auch mit Nachteilen von Konsensverfahren wurde Erfahrung gemacht: Eine Mehrheit oder *ein* Mächtiger kann durch – wir sollten nicht naiv sein – offene oder verborgene Mechanismen der Macht gewaltigen Druck auf Minderheiten ausüben. Das kann zu einer kontinuierlichen Form von Nötigung – individuell oder systemisch – Schwächerer führen – vom vergleichsweise subtilen »Augenrollen« einer dominanten Mehrheit in »friedliebenden« Kleingruppen bis zu drastisch pervertierten Formen in revolutionären »Volksversammlungen«, wo dissidente Meinungen unter »Zustimmung« Betroffener bestraft und Letztere gebrochen werden.

... und ihre Schwächen

Es gibt internationale Organisationen wie die OSZE oder sogar die NATO, die nicht nach einem Mehrheits-, sondern nach einem *einfachen* Konsensprinzip operieren: *Alle* beteiligten (Mitglieds-)Staaten müssen eine Entscheidung mittragen. Das klingt hoffnungsvoll konstruktiv – und bleibt doch oft graue Theorie: Kreative, integrative Lösungen sind schwer, solange de facto das Recht des Stärkeren gilt, der eine Palette traditioneller Machtmuster hat um Druck auszuüben. Selbst das Konsenserfordernis zumindest der fünf Nachkriegs-Großmächte im UN-Sicherheitsrat – der nach Völkerrecht das Gewaltmonopol besitzt – bleibt Schimäre, wenn eine Weltmacht nicht vordergründig Sicherheit, sondern Hegemonie anstrebt und – mehr oder weniger im Alleingang – Gewalt anwendet, wie etwa das Irak-Beispiel der allerjüngsten Geschichte zeigt. *Ein* Hegemon und etliche Vasallen – nicht unbedingt das Modell von Konsens, das uns vorschwebt.
Umgekehrt kann das Veto eines Einzelnen jegliche Entscheidung blockieren. Oder es kommt fallweise zu Kuhhandel bzw. einem Minimalkonsens, der alle unglücklich macht: Denken wir an den Europäischen Verfassungskonvent oder auch an die OSZE, wo absoluter Konsenszwang zur lähmenden Stagnation führen kann.

Die Voraussetzung ...

Einige Voraussetzungen für *bisherige* Konsensverfahren sind das Verantwortungsbewusstsein und das Engagement sowie der *freie* Wille *aller* zur Kooperation und nicht zuletzt ausreichend Zeit. Bei relativ homogenen, kleineren Gruppen ist dies leichter als bei großen Gemeinschaften mit komplexerer Interessenslage. Mit der boomenden Mediation – von Ehescheidung bis zu Betriebsanlage- bzw. Umweltverfahren – wurden neue, konstruktive Wege gegangen. Mediations- und Transformationsverfahren bei bewaffneten Konflikten, die auf tieferen Ressentiments und alten Feindschaften basieren, setzen nicht zufällig an der Basis an und/oder werden unter Ausschluss der Öffentlichkeit geführt. Sie brauchen Zeit, um das nötige Vertrauen wachsen zu lassen. Dann haben sie Chancen auf nachhaltigen Erfolg.
Wir sollten auch die möglichen Grenzen herkömmlicher Konsensverfahren erkennen: Stark polarisierte oder asymmetrische Situationen sind nur schwer im Konsens zu lösen – Beispiel Atomlobby gegen Kernkraftgeg-

ner. Aber auch bei anderen Themen wird es immer wieder Entscheidungen geben, mit der nicht alle Mitglieder einer Gruppe einverstanden sind. Kein noch so guter Mechanismus kann irdische Unzulänglichkeiten wie von selbst heilen. Der menschliche *Charakter* – mit all seinen Schatten – ändert sich vielleicht nie. *Eine* Erkenntnis alter Weisheit und moderner Psychologie gilt aber weiter: Das menschliche *Verhalten* ist – positiv wie negativ – beeinflussbar. Ängste und Eitelkeit, asymmetrische Strukturen, Machtstreben und Konflikte wird es immer geben. Unser *Umgang* damit lässt sich verbessern.

... des Erfolgs neuer Modelle ...
Das nun von Visotschnig und Schrotta weiterentwickelte, differenzierte *SK-Modell* beseitigt einige wesentliche der skizzierten Schwächen, unter anderem die Blockaden durch das Veto Einzelner. Dabei benötigt es nur vergleichsweise geringen Zeitaufwand, ist für viele unterschiedliche Standpunkte geeignet, die zugleich verhandelt werden, und gelingt auch dann, wenn anfänglich keine Kooperationsbereitschaft vorhanden ist. Diese entsteht vielmehr – wie die Autoren zeigen – konsequent und systembedingt im Laufe des Verfahrens. Konsensieren ist damit einerseits ein viel versprechendes Mittel, traditionelle Machtkämpfe um Entscheidungen in unterschiedlichsten Gruppierungen wenn schon nicht zu verhindern, so doch kreativer zu lösen. Und es gibt auf der anderen Seite den Menschen neue Möglichkeiten, sich auf politischer Ebene jenseits periodischer Wahlen – wo Macht an *starre* Gruppierungen delegiert wird – an Entscheidungen zu beteiligen.
Das *SK-Prinzip* ist damit – auch – ein Mittel gegen Pessimismus: Es gibt uns ein anwendbares Rüstzeug, zwischenmenschliche Herausforderungen kreativer zu gestalten sowie mehr Menschen aktiv in die Gestaltung einer zunehmend komplexen, sich immer schneller verändernden Welt einzubinden – ohne ein Wundermittel zur Aufhebung aller menschlichen Schwächen zu sein: Das versprechen bekanntlich nur Ideologien oder andere Religionen.

... und die Chancen zur Umsetzung
Dem »Das SK-Prinzip – Wie man Konflikte ohne Machtkämpfe löst« ist nicht nur Erfolg zu *wünschen*! Getreu dem ewig gültigen Spruch »Es gibt nichts Gutes, außer man tut es« liegt es an uns, in *unseren* Händen, *unseren* Gedanken, *unseren* Ideen, an *unserer* Umsetzung, ob sich die Welt positiv verändert, weiterentwickelt. Warten wir nicht, bis *es* »irgendwer« tut. Jede noch so kleine Gruppe kann ihre – wie Visotschnig und Schrotta

ausführen – Erfahrungen machen, überraschende Erfolge erzielen, neue Erkenntnisse gewinnen. Dass der Ueberreuter-Verlag auch schon mit Hilfe des *SK-Prinzips* entschieden hat, ist sicher kein Zufall. Nicht nur dem Buch als vielmehr der Umsetzung durch die Leserinnen und Leser beim Gestalten des Zusammen-Lebens ist Erfolg zu wünschen. Wir alle können profitieren.

Wien, im November 2004

Gunther Neumann, Jahrgang 1958, hat Geschichte, Wirtschaft, Ethnologie, Völkerrecht & Internationale Beziehungen in Wien und Paris studiert; später Weiterbildung in Mediation. Als Vertreter des Roten Kreuzes in Westafrika sowie als Korrespondent in Zentralamerika und Südostasien war er lange Jahre Beobachter und Analytiker menschlicher, lokaler und internationaler Konflikte. Seit 1998 ist er stellvertretender Direktor der Organisation für Sicherheit und Zusammenarbeit in Europa und dort – als ranghöchster Österreicher im Sekretariat der OSZE – als Leiter der Konferenzdienste und des Protokolls für konsensuale Konfliktlösung tätig.

Anhang

Wir stellen hier die bereits entwickelten Varianten des Konsensierens nochmals in übersichtlicher Form zusammen, um Ihnen die Einzelschritte zu erleichtern. Weiters finden Sie ein Konsensierungsformular, ergänzende Tabellen und unsere Kontaktadresse im Internet.

SCHNELLKONSENSIEREN FÜR KLEINGRUPPEN

Für Gruppen bis etwa 12 Personen und höchstens so viele Lösungsvorschläge wie Teilnehmer.

Im Folgenden sind die Verfahrensschritte in der Grundschrift gedruckt. Erläuterungen, die dem Verständnis dienen, sind dagegen *in anderer Schriftart* dargestellt.

1) Die Lösungsvorschläge werden erhoben und untereinander aufgelistet, wobei jeder Teilnehmer einen Lösungsvorschlag einbringt. Wer sich dem Lösungsvorschlag eines anderen anschließen möchte, bringt diesen nochmals ein.
   - *Die Vorschlagsliste kann also mehrere gleichartige Lösungsvorschläge enthalten. Sie wird später zur Konsensierungstabelle ergänzt.*
   - *Wer keinen Vorschlag einbringt, verzichtet auf einen Teil seines Einflusses.*

   Die Teilnehmer schreiben diese Liste für sich mit, als Grundlage für ihren Konsensierungszettel.
2) Diskussion der Lösungsvorschläge – falls gewünscht.
3) Dann erfolgt die Vergabe der Widerstandswerte durch die Teilnehmer ohne Beeinflussung durch andere. Jeder Teilnehmer belegt dabei auf seinem Konsensierungszettel jeden Lösungsvorschlag mit einem Widerstandswert zwischen 0 und 10 W-Stimmen.
   - 0 W-Stimmen bedeuten keinen Einwand.
   - 10 W-Stimmen bedeuten totale Ablehnung.
   - *Gleiche Lösungsvorschläge erhalten vernünftigerweise im Allgemeinen denselben Widerstandswert.*

   Die Summe der W-Stimmen, die ein Teilnehmer insgesamt vergeben darf, ist begrenzt auf das 5fache der Zahl der aufgelisteten Lösungsvorschläge *(auch wenn manche davon gleich sind).*
4) Schließlich werden die Konsensierungszettel aller Beteiligten eingesammelt und die W-Stimmen in die gemeinsame Konsensierungstabelle übernommen. Darauf werden alle W-Stimmen je Lösungsvorschlag zusammengezählt, wodurch sich deren wirksamer Widerstandswert ergibt.
5) Der Lösungsvorschlag mit dem geringsten wirksamen Widerstandswert gilt als konsensiert und ist damit beschlossen.

DIE NOCH SCHNELLERE METHODE

Hierfür werden keine Konsensierungszettel benötigt, die Konsensierungstabelle entsteht schrittweise.

Für Gruppen bis etwa 12 Personen und höchstens so viele Lösungsvorschläge wie Teilnehmer.

Im Folgenden sind die Verfahrensschritte in Grundschrift gedruckt. Erläuterungen, die dem Verständnis dienen, sind dagegen *in anderer Schriftart* dargestellt.

1) Auf einem Blatt Papier wird eine leere Konsensierungstabelle entworfen:
   - Links eine Spalte für die Vorschläge.
   - Anschließend so viele Spalten wie Teilnehmer.
   - Rechts eine Spalte für den »wirksamen Widerstandswert«.
2) Die Lösungsvorschläge werden erhoben und in der Konsensierungstabelle untereinander aufgelistet, wobei jeder Teilnehmer einen Lösungsvorschlag einbringt.
   - *Wer sich dem Lösungsvorschlag eines anderen anschließen möchte, bringt diesen nochmals ein. Die Konsensierungstabelle kann also mehrere gleichartige Lösungsvorschläge enthalten.*
   - *Wer keinen Vorschlag einbringt, verzichtet auf einen Teil seines Einflusses.*
3) Diskussion der Lösungsvorschläge – falls gewünscht.
4) *Es folgt die Vergabe der Widerstandswerte durch die Teilnehmer:*

   Einer der Teilnehmer trägt seinen Namen über der letzten freien Teilnehmerspalte der Konsensierungstabelle ganz rechts ein. Er vergibt seine Widerstandswerte ohne Beeinflussung durch andere.

   Er belegt dabei jeden Lösungsvorschlag mit einem Widerstandswert zwischen 0 und 10 W-Stimmen.
   - 0 W-Stimmen bedeuten keinen Einwand.
   - 10 W-Stimmen bedeuten totale Ablehnung.
   - *Gleiche Lösungsvorschläge erhalten vernünftigerweise im Allgemeinen denselben Widerstandswert.*

   Die Summe der W-Stimmen, die ein Teilnehmer insgesamt vergeben darf, ist begrenzt auf das 5fache der Zahl der vorhandenen Lösungsvorschläge *(auch wenn manche davon gleich sind).*

5) Nachdem der Teilnehmer seine Widerstandswerte eingetragen hat, faltet er das Tabellenblatt am linken Rand »seiner« Spalte und schlägt diese nach hinten um. Für die anderen Teilnehmer bleiben nur die noch leeren Spalten sichtbar. Dann gibt er das Blatt an den nächsten Teilnehmer weiter.
   Es geht weiter laut Punkt 4, solange bis alle Teilnehmer ein Mal konsensiert haben.
6) Dann werden die Widerstandswerte je Alternative zusammengezählt, wodurch sich ihr wirksamer Widerstandswert ergibt.
7) Die Alternative mit dem geringsten wirksamen Widerstandswert gilt als konsensiert und ist damit beschlossen.

KONSENSIEREN FÜR GROSSGRUPPEN

Das in Teil II des Buches entwickelte Verfahren bewältigt in seiner vollen Ausbaustufe mit wenigen Arbeitsschritten einen Entscheidungsprozess für beliebig viele Personen und Lösungsvorschläge. Je nach Größe der Gruppe ist daher mit einem entsprechenden administrativen Aufwand zu rechnen. Bei sensiblen Konsensierungen muss für eine unparteiische Abwicklung durch ein unabhängiges Sekretariat gesorgt werden. Der Zeitaufwand ist im Vergleich zu üblichen Versuchen, Konflikte zu lösen und zu brauchbaren Entscheidungen zu kommen, äußerst gering und vor allem durch seine gruppendynamische Wirkung und Erfolgsaussicht mehr als gerechtfertigt.
Einige der Aufgaben der Stimmberechtigten und des Sekretariats können am besten mit Computerunterstützung gelöst werden. Die schnellste Abwicklung für alle Beteiligten wird durch ein interaktives Computersystem ermöglicht. Bei weniger sensiblen Konsensierungen können die Aufgaben des Sekretariats natürlich auch von den Teilnehmern selbst übernommen werden – falls Einvernehmen darüber besteht.
Im Folgenden sind die Verfahrensschritte in Grundschrift gedruckt. Erläuterungen, die dem Verständnis dienen, sind dagegen *in anderer Schriftart* dargestellt.

DIE EINZELSCHRITTE DES KONSENSIERENS
(moderiert von einem Koordinator)

1) ***Problembeschreibung:*** Das zu lösende Problem muss einvernehmlich und ausreichend so beschrieben werden, dass es von allen Stimmberechtigten verstanden wird.
   - *In besonders kritischen Situationen kann auch die Einigung auf die gemeinsame Beschreibung des Problems bereits eine Konsensierung erfordern.*
2) ***Lösungssuche:*** *Bei der Suche nach Lösungen sollten alle Stimmberechtigten ein uneingeschränktes Vorschlagsrecht haben – es sei denn, eine bestehende Geschäftsordnung schließt dies aus.*
   Die Vorschläge werden angelistet und dürfen nicht vorweg bewertet, vorverurteilt oder abgelehnt werden.

- *Es ist für das Konsensieren ohne Bedeutung, auf welche Art die Lösungsvorschläge entstanden sind und von wem sie kommen. Wichtig ist, dass jede dieser Alternativen jedem Stimmberechtigten (und dem Sekretariat) bekannt ist und von allen Stimmberechtigten verstanden wird.*

3) ***Diskussion der Lösungen:*** *Da nun alle Lösungsvorschläge gleichwertig nebeneinander vorliegen, ist eine vergleichende Diskussion möglich – falls eine solche gewünscht wird.*
4) ***Pro-Stimmen-Ermittlung:*** Die Vorschlagsliste wird den Teilnehmern zur Verfügung gestellt und diese versehen die einzelne Vorschläge mit Pro-Stimmen.
   - *Die Zahl der Pro-Stimmen, die jeder Stimmberechtigte verwenden darf, muss vor Beginn des Verfahrens festgelegt*[17] *und allen Stimmberechtigten (wie auch dem Sekretariat) bekannt sein.*
   - *Konsensieren sollte im Allgemeinen »geheim« erfolgen, also so, dass eine Zuordnung der Stimmen zu einem bestimmten Stimmberechtigten niemanden außer dem Urheber selbst bekannt ist.*[18]
   - *Mit den ihm zur Verfügung stehenden Pro-Stimmen kann jeder Stimmberechtigte Vorschläge auswählen. Er kann seine Pro-Stimmen sowohl frei verteilen als auch auf einige oder sogar auf nur einen einzigen Vorschlag konzentrieren.*
   - *Je mehr Pro-Stimmen eine Alternative erhält, desto mehr W-Stimmen werden später benötigt, um wirksamen Widerstand zu erzeugen.*
   - *Der Stimmberechtigte muss nicht sämtliche seiner Pro-Stimmen vergeben.*

Vom Sekretariat durchzuführen:

5) ***Bereinigte Vorschlagsliste:*** Die Zahl der von allen Stimmberechtigten zugeordneten Pro-Stimmen wird je Vorschlag zusammengezählt und in die Vorschlagsliste eingetragen. Alternativen, die keine Pro-Stimmen erhalten haben, werden ausgeschieden.
6) ***Ein Konsensierungszettel*** wird erstellt *(entsprechend der beiliegenden Vorlage; einschließlich der Durchführungsregeln auf seiner Rückseite).*
7) Thema, Konsensierungs-Gremium und -Datum werden eingetragen.
8) Falls es sich um eine Nachkonsensierung oder um eine dynamische Konsensierung handelt, wird eingetragen, die wievielte Nachkonsensierung zur selben Problemstellung es ist, ansonsten wird »nein« angekreuzt.
9) In der Spalte *»Alternativen«* werden sämtliche zur Konsensierung vorliegenden Lösungsvorschläge untereinander eingetragen.
   - *Der beiliegende Konsensierungszettel ist für ein Maximum von 10 Alter-*

nativen ausgelegt. Falls mehr davon vorhanden sind, muss er entsprechend erweitert werden.

10) In der Spalte »Pro-Stimmen« werden die zuvor erhobenen Pro-Stimmen je Alternative eingetragen.
11) Im schattierten Feld der letzten Zeile wird die erlaubte Höchstzahl von W-Stimmen vermerkt. Sie beträgt das 5-fache aller abgegebenen Pro-Stimmen.
12) *Der Konsensierungszettel* wird kopiert und an jeden Stimmberechtigten zum Ausfüllen verteilt oder auf dem Bildschirm verfügbar gemacht. Von da an müssen vom Sekretariat sämtliche Informationen über das Konsensierungsverhalten der Stimmberechtigten vertraulich behandelt werden.

- *Jetzt wird von den Stimmberechtigten der Konsensierungszettel ausgefüllt, entsprechend den Durchführungsregeln auf seiner Rückseite.*

13) ***Kontrollen:*** Nachdem die Stimmberechtigten ihre Konsensierungszettel ausgefüllt haben, werden diese vom Sekretariat wieder eingesammelt und auf Korrektheit überprüft.
    - *Bei Online-Systemen geschieht dies schon während der Eingabe interaktiv mit den Stimmberechtigten.*
    - Jeder Stimmberechtigte darf nur *einen* Konsensierungszettel zurückgeben.
    - Bei namentlicher Konsensierung muss das Namensfeld ausgefüllt sein.
    - Der höchste Widerstandswert je Pro-Stimme darf 10 W-Stimmen nicht übersteigen.
    - Die W-Stimmen in der Spalte »vorläufige W-Stimmen« berechnen sich als Zahl der Pro-Stimmen mal Widerstandswert.
    - Eine Korrektur der vorläufigen W-Stimmen in der Spalte »endgültige W-Stimmen« ist anzuerkennen. Sollten dabei einzelne Werte nach oben korrigiert worden sein, darf der daraus entstehende Widerstandswert in dieser Zeile *(W-Stimmen dividiert durch Pro-Stimmen)* den Wert 10 trotzdem nicht übersteigen.
    - Die Summe der vom Stimmberechtigten vergebenen endgültigen W-Stimmen muss kleiner oder gleich der erlaubten Anzahl der W-Stimmen im schattierten Feld sein
14) ***Summenbildung:*** Wenn alle Konsensierungszettel überprüft sind, werden die endgültigen W-Stimmen pro Alternative zusammengezählt.[19]

15) ***Entscheidung:*** Die aufsummierten W-Stimmen je Alternative werden durch die Zahl der Pro-Stimmen dieser Alternative dividiert.
   - Das Ergebnis ist der »wirksame Widerstandswert« je Pro-Stimme jeder Alternative.
   - Die Alternative mit dem kleinsten wirksamen Widerstandswert je Pro-Stimme gilt als konsensiert.

16) ***Sonderfall:*** Falls mehrere Alternativen gleich große wirksame Widerstandswerte erhalten haben, wird der Konsensierungsvorgang unter diesen wiederholt (Nachkonsensierung oder Übergang auf dynamisches Konsensieren). Es kann auch Folgendes vereinbart werden: Haben einige oder alle Vorschläge gleich viele W-Stimmen erhalten, so gilt die Alternative mit den meisten Pro-Stimmen als konsensiert.

17) ***Normierung:*** Zu statistischen Zwecken und aus Gründen der Vergleichbarkeit[20] bestimmt das Sekretariat dann noch den »*normierten Widerstandswert*« je Alternative, indem es den wirksamen Widerstandswert durch die Anzahl aller Stimmberechtigten dividiert.
   - *Der normierte Widerstandswert wird dabei einen Wert zwischen 0 und 10 W-Stimmen annehmen (entsprechend den vereinbarten Widerstandsgrenzwerten 0 und 10).*
   - *Die konsensierte Lösung kann nur einen normierten Widerstandswert kleiner, höchstens gleich 5 aufweisen. Je kleiner der Wert, desto »besser« die Lösung.*

18) Bei besonders sensiblen Konsensierungen (zum Beispiel bei Verfassungsgesetzen) ist es möglich, zusätzlich eine »Schmerzgrenze« für den normierten Widerstandswert festzulegen. Nur jene Alternative gilt als konsensiert, deren normierter Widerstandswert minimal *und kleiner als diese Schmerzgrenze* ist.

Von jedem Stimmberechtigten auszuführen:
(entsprechend den Durchführungsregeln auf der Rückseite des Konsensierungszettels)

Pro-Stimmen-Vergabe:

- *Sie werden vom Koordinator oder dem Sekretariat zur Pro-Stimmen-Vergabe eingeladen. Die Anzahl der Pro-Stimmen, die Ihnen zur Verfügung steht, wird Ihnen mitgeteilt.*

Sie können die Ihnen zur Verfügung stehende Anzahl von Pro-Stimmen auf die einzelnen Alternativen beliebig verteilen.

- *Pro-Stimmen drücken Ihre Zustimmung zur einer Alternative aus.*

- *Mehrere Pro-Stimmen auf eine einzelne Alternative sind möglich.*
- *Je mehr Pro-Stimmen Sie einer Alternative zuteilen, desto mehr W-Stimmen werden später gebraucht, um wirksamen Widerstand entgegenzusetzen.*
- *Sie brauchen nicht sämtliche Ihrer Pro-Stimmen zu vergeben.*

W-Stimmen-Vergabe:

- *Den Konsensierungszettel erhalten Sie vom Sekretariat.*[21] *Durchführungsregeln für die W-Stimmen-Abgabe finden Sie auf seiner Rückseite.*

1) Prüfen Sie bitte, ob auf Ihrem Konsensierungszettel auf der Vorderseite Thema, Gremium und Datum eingetragen sind. Bei Nachkonsensierungen muss eingetragen sein, um die wievielte es sich handelt. Falls dies keine Nachkonsensierung ist, muss »nein« markiert sein.
2) Bei namentlicher Konsensierung tragen Sie Ihren Namen ein.
3) Prüfen Sie, ob sämtliche zur Auswahl stehenden Alternativen mit den zugehörigen Pro-Stimmen eingetragen sind.
4) Im schattierten Feld der letzten Zeile des Konsensierungszettels muss die erlaubte Höchstzahl von W-Stimmen eingetragen sein. Sie ergibt sich, indem man die Summe aller Pro-Stimmen mit 5 multipliziert.
5) Teilen Sie jetzt jeder Alternative einen Widerstandswert zwischen 0 und 10 W-Stimmen zu.
   - 0 W-Stimmen bedeuten keinen Einwand gegen diese Alternative.
   - 10 W-Stimmen bedeuten totale Ablehnung der Alternative.
   - *Gehen Sie dabei sorgsam mit ihren W-Stimmen um, denn Sie dürfen die erlaubte Höchstzahl nicht überschreiten – was Sie laut Punkt 6) und 7) überprüfen müssen. Das bedeutet, dass Sie durchschnittlich 5 W-Stimmen je Alternative zur Verfügung haben.*
6) Multiplizieren Sie den Widerstandswert jeder Alternative mit deren Pro-Stimmen und tragen Sie das Resultat in die Spalte »vorläufige W-Stimmen« ein.
   - *Die Höchstzahl von W-Stimmen, die Sie einer Alternative zuteilen, kann daher nicht größer als das 10fache der Pro-Stimmen dieser Alternative sein.*
7) Wenn Sie die Spalte »vorläufige W-Stimmen« vollständig ausgefüllt haben, addieren Sie zur Kontrolle sämtliche ihrer Werte. Die Kontrollsumme darf die Zahl der erlaubten W-Stimmen, die im schattierten Feld ihres Konsensierungszettels steht, nicht überschreiten.
   - Wenn die Kontrollsumme der vorläufigen W-Stimmen kleiner ist als die erlaubte Höchstzahl und Sie keine Korrekturen vornehmen wollen, sind Sie bereits fertig.

- Sie können aber auch die nächste Spalte der endgültigen W-Stimmen dazu benützen, korrigierte Werte einzutragen, bis sie alle erlaubten W-Stimmen ausgenützt haben. Die Höchstzahl von W-Stimmen die Sie *einer* Alternative zuteilen dürfen, beträgt dabei das 10fache der Pro-Stimmen dieser Alternative.
- *Bedenken Sie aber, dass Sie auch einen wertvollen Beitrag zur Konsensierung leisten, wenn Sie nicht alle erlaubten W-Stimmen verbrauchen.*
- Falls die Kontrollsumme zu groß ist, müssen Sie irgendwo W-Stimmen wegnehmen. *Am besten bei den Alternativen, bei denen es Ihnen am leichtesten fällt.* Die korrigierten Werte tragen Sie in die Spalte »endgültige W-Stimmen« ein.

8) Dann geben Sie Ihren Konsensierungszettel im Sekretariat ab.

KONSENSIERUNGSZETTEL

Für Großgruppen und allgemeine Anwendung in allen Bereichen

Thema: .... **Datum:** ....
Gremium: ....
<u>**NAME:** ....</u> **Nachkonsensierung:** nein / **Nr:** ......

Alternativen	Pro-Stimmen	Widerst.-Wert	vorläufige W-Stimmen	endgültige W-Stimmen
Summen (Summe der endgültigen W-Stimmen muss kleiner oder gleich ______ sein)				

Durchführung der W-Stimmen-Vergabe: siehe die Durchführungsregeln auf der Rückseite

Durchführungsregeln:

1) Prüfen Sie bitte, ob auf Ihrem Konsensierungszettel auf der Vorderseite Thema, Gremium und Datum eingetragen sind. Bei Nachkonsensierungen muss eingetragen sein, um die wievielte es sich handelt. Falls dies keine Nachkonsensierung ist, muss »nein« markiert sein[22].
2) Bei namentlicher Konsensierung tragen Sie Ihren Namen ein.
3) Prüfen Sie, ob sämtliche zur Auswahl stehenden Alternativen mit den zugehörigen Pro-Stimmen eingetragen sind[22].
4) Im schattierten Feld der letzten Zeile des Konsensierungszettels muss die erlaubte Höchstzahl von W-Stimmen eingetragen sein. Sie ergibt sich, indem man die Summe aller Pro-Stimmen mit 5 multipliziert[22].
5) Teilen Sie jetzt jeder Alternative einen Widerstandswert zwischen 0 und 10 W-Stimmen zu.
   - 0 W-Stimmen bedeuten keinen Einwand gegen diese Alternative
   - 10 W-Stimmen bedeuten totale Ablehnung der Alternative
   - *Gehen Sie dabei sorgsam mit ihren W-Stimmen um, denn Sie dürfen die erlaubte Höchstzahl nicht überschreiten – was Sie laut Punkt 6) und 7) überprüfen müssen. Das bedeutet, dass Sie durchschnittlich 5 W-Stimmen je Alternative zur Verfügung haben.*
6) Um das Einhalten dieser Bedingung zu überprüfen, multiplizieren Sie den Widerstandswert jeder Alternative mit deren Pro-Stimmen und tragen das Resultat in die Spalte »vorläufige W-Stimmen« ein. *(Die Höchstzahl von W-Stimmen die Sie einer Alternative zuteilen, kann daher nicht größer als das 10fache der Pro-Stimmen dieser Alternative sein.)*
7) Wenn Sie die Spalte »vorläufige W-Stimmen« vollständig ausgefüllt haben, addieren Sie zur Kontrolle sämtliche ihrer Werte. Die Kontrollsumme darf die Zahl der erlaubten W-Stimmen, die im schattierten Feld Ihres Konsensierungszettels steht, nicht überschreiten.
   - Wenn die Kontrollsumme der vorläufigen W-Stimmen kleiner ist als die erlaubte Höchstzahl und Sie keine Korrekturen vornehmen wollen, sind Sie bereits fertig.
   - Sie können aber auch die nächste Spalte der endgültigen W-Stimmen dazu benützen, korrigierte Werte einzutragen, bis Sie alle erlaubten W-Stimmen ausgenützt haben. Die Höchstzahl von W-Stimmen die Sie *einer* Alternative zuteilen dürfen, beträgt dabei das 10fache der Pro-Stimmen dieser Alternative. – *Bedenken Sie aber, dass Sie auch einen wertvollen Beitrag zur Konsensierung leisten, wenn Sie nicht alle erlaubten W-Stimmen verbrauchen.*
   - Falls die Kontrollsumme zu groß ist, müssen Sie irgendwo W-Stimmen wegnehmen. *Am besten bei den Alternativen, bei denen es ihnen am leichtesten fällt.* Die korrigierten Werte tragen Sie in die Spalte »endgültige W-Stimmen« ein.
8) Dann geben Sie ihren Konsensierungszettel im Sekretariat ab.

TABELLEN

Hier werden jene Tabellen gezeigt, welche die Lesbarkeit des Textes beeinträchtigt hätten, aber doch als Nachweis für Interessierte zur Verfügung stehen müssen.

KAPITEL »KLEINKARIERT«:

Konsensierungsverhalten von »ELEFANTEN«

ELEFANTEN	Widerst.-Werte	endg. Widerst.-Werte	Pro-Stimmen	vorläufige W-Stimmen je Del.	endgültige W-Stimmen je Del.	W-St. aller 35 Delegierten der ELEFANTEN
kleinkariert	10	(7,70)	40	400	308	10.780
grau	0	(0)	35	0	0	0
gestreift	10	(7,65)	20	200	153	5.355
fein schraffiert	10	(7,80)	5	50	39	1.365
Kontrollsumme			100	650 = zu hoch	500	17.500

Konsensierungsverhalten von »ZEBRA«

ZEBRA	Widerst.-Werte	endg. Widerst.-Werte	Pro-Stimmen	vorläufige W-Stimmen je Del.	endgültige W-Stimmen je Del.	W-St. aller 20 Delegierten von ZEBRA
kleinkariert	10	(6,25)	40	400	250	5.000
grau	10	(6,26)	35	350	219	4.380
gestreift	0	(0)	20	0	0	0
fein schraffiert	10	(6,20)	5	50	31	620
Kontrollsumme			100	800 = zu hoch	500	10.000

Das klügere Konsensierungsverhalten der Zebras ergibt folgende

Konsensierungstabelle

Vorschlag	Pro-Stimmen	W-St. von Karo	W-St. der Elef.	W-St. von Zebra	W-St. der Geradl.	Summe der W-St.	wirksamer Wid.-wert[23]	normierter Widerstands-Wert.[24]
kleinkariert	40	0	10.780	8.000	1.055	19.835	495,95	**4,96**
grau	35	11.640	0	1.900	915	14.455	413,00	**4,13**
gestreift	20	6.680	5.355	0	530	12.565	628,25	**6,28**
fein schraffiert	5	1.680	1.365	100	0	3.145	623,00	**6,23**
Kontrollsumme	100	20.000	17.500	10.000	2.500	50.000		

KAPITEL »HOHES HAUS«

Die nachfolgende Tabelle wurde vom Computer erstellt. Den dabei ausgeführten Rechenrvorgang erklären wir anhand der W-Stimmen, welcher die 1. Mittelpartei dem Vorschlag der PGE zugeordnet hat:

Der endgültige Widerstandswert 8,33[25] jedes Abgeordneten der 1. Mittelpartei wird mit den 45 Pro-Stimmen am Vorschlag der PGE multipliziert. Gerundet erhält man 375 W-Stimmen, die jeder Abgeordnete für diesen Vorschlag verbraucht hat. Wenn man nun mit der Zahl der Abgeordneten der 1. Mittelpartei, also mit 25 multipliziert, erhält man die gesamten 9.375 W-Stimmen, die diese Partei dem Vorschlag der PGE zuordnet.

Konsensierungstabelle

Vorschlag von	Pro-Stimmen	W-St. PGE	W-St. 1. Mittel-Partei	W-St. 2. Mittel-Partei	W-St. RFP	Summe der W-St.	wirksamer Wid.-Wert[23]	normierter Widerstands-Wert[24]
PGE	45	0	9.375	9.500	1.800	20.675	459,44	**4,59**
1. M-Partei	25	11.025	0	2.875	350	14.250	570,00	**5,70**
2. M-Partei	25	11.025	3.000	0	350	14.375	575,00	**5,75**
RFP	5	450	125	125	0	700	140,00	**1,40**
Kontrollsumme	100	22.500	12.500	12.500	2.500	50.000		

KONSENSIEREN FÜR ALLE

Die Inhalte dieses Buches sind geistiges Eigentum der Autoren. Dies gilt insbesondere für das SK-Prinzip und das Konsensieren sowie für die dafür benötigten Hilfsmittel (Konsensierungszettel, Konsensierungstabellen und die Logik aller Computerprogramme, die das Konsensieren umsetzen). In Wahrnehmung ihrer Rechte ermächtigen die Autoren hiermit alle physischen und juridischen Personen Entscheidungs- und Konfliktlösungsprozesse mit Hilfe der im Buch beschriebenen Verfahren und Hilfsmittel eigenverantwortlich abzuwickeln. Ausgenommen davon sind gesamtstaatliche Parlamente (oder deren Äquivalente) und internationale Organisationen wie die UNO oder die EU. Diese benötigen Vereinbarungen mit den Autoren um die Einsatzbedingungen des Konsensierens vertraglich zu fixieren.
Bei Interesse für unterstützende Vorträge, Beratungen und Organisation sowie für Berichte und Weiterführendes wenden Sie sich bitte an unsere Kontaktadresse: **www.sk-prinzip.net**

Anmerkungen

[1] Eine genaue Verfahrens-Beschreibung des Konsensierens finden Sie im Anhang.
[2] Siehe die im Text folgende Erklärung.
[3] Falls Sie Einzelheiten interessieren, vergleichen Sie bitte das Konsensierungsverhalten dieser Gruppen in den Tabellen im Anhang.
[4] Der wirksame Widerstandswert berechnet sich aus der Summe der W-Stimmen des Vorschlags dividiert durch seine Pro-Stimmen.
[5] Dies ist der wirksame Widerstandswert dividiert durch die Zahl *aller* Stimmberechtigten bei einer Konsensierung. Im vorliegenden Fall muss also durch 100 dividiert werden. Über den normierten Widerstandswert sind Konsensierungen mit einer unterschiedlichen Anzahl von Stimmberechtigten vergleichbar.
[6] Auch in Klammern, weil er von den Stimmberechtigten nicht vergeben, sondern nachträglich errechnet worden ist
[7] Für Details siehe die entsprechende Konsensierungstabelle im Anhang
[8] Für Interessierte haben wir die detaillierte Konsensierungstabelle im Anhang dargestellt.
[9] Immer wieder haben uns Leser nach der Lektüre der folgenden Kapitel darauf angesprochen, dass sie mit unserer Analyse der aufgezeigten Schwachstellen einverstanden wären und sie die geschilderten Missstände durchaus auch selbst schon mit Unbehagen festgestellt hätten. Ihrer Meinung nach würde es sich dabei aber um vereinzelte Fehlentwicklungen handeln, die man nicht zum Anlass für eine generelle Kritik an der Demokratie nehmen dürfe. Dem halten wir entgegen, dass wir *systemische Gesetzmäßigkeiten* aufzeigen. Es ist das Wesen systemischer Gesetzmäßigkeiten, dass die betrachteten Systeme diesen folgen müssen. Deswegen zeigen sich die betrachteten Auswüchse auch in weltweiter Verbreitung. *Wenn systemische Gesetzmäßigkeiten eine Fehlentwicklung fördern, dann wird die reale Entwicklung immer wieder dazu führen, unabhängig von den zu Grunde liegenden Zielsetzungen.* Aus diesem Blickwinkel ist die Kritik an einer derartigen Fehlentwicklung eine notwendige Kritik am systemischen Konzept der Demokratie.
[10] Siehe Kapitel »Die Macht und ihre Notwendigkeit«
[11] Bezugnahme auf die Untersuchung der Beziehungen Präsident Clin-

tons zur Praktikantin Monica Lewinsky durch einen unabhängigen Untersuchungsausschuss, wobei dem Präsidenten vorgeworfen wurde über seine Beziehung zu Frau Lewinsky gelogen zu haben.

[12] Sollte es sich herausstellen, dass dennoch absolute Mehrheiten angestrebt werden, könnte eine zusätzliche Maßnahme eingeführt werden: Wenn eine Partei in die Nähe der absoluten Mehrheit kommt, wird im Parlament ein »Stimmengrenzwert« wirksam, der kleiner als 50 Prozent ist. Die Pro- und W-Stimmen, die diese Partei aufbringt, bleiben an diesem Grenzwert eingefroren. Da, wie angeführt, die Großpartei ohnehin nur ein machtorientiertes Kunstprodukt der heutigen Demokratie ist, stellt dies keine Missachtung der Meinungsvielfalt in der Bevölkerung dar. Politische Parteien werden dann keinen Grund mehr sehen und auch den Aufwand scheuen, absolute Mehrheiten überhaupt noch anzustreben. Sie werden ihre Energien besser in Lösungskompetenz investieren. Derselbe Stimmengrenzwert sollte auch das Bilden von Koalitionen sinnlos machen.

[13] Dabei versuchen Politiker oder Parteien durch eine Politik kurzfristiger Gefälligkeiten und Versprechungen Wähler zu gewinnen, selbst wenn langfristig dadurch der Staat als Ganzes Schaden erleidet.

[14]Zusätzlich würde dagegen sprechen, dass dabei eine kleine, noch weit gehend unbekannte Partei wenig Ablehnung erfahren und dadurch zum Konsensierungssieger werden könnte. Dies wäre sicher nicht im Sinne des Wählerwillens.

[15] Eventuell müssten Begleitmaßnahmen eingeführt werden, um dem interessierten Bürger Zugang zu allen benötigten Informationen zu ermöglichen. Ein eigenes Vorschlagsrecht könnte es den Bürgern sogar erlauben, zu anstehenden Themen öffentlich einsehbar Lösungsvorschläge einzubringen. Diese könnten in machtfreien Diskussionsräumen öffentlich diskutiert und gewichtet werden (siehe z. B. Schrotta, Visotschnig: »Neue Wege der Verständigung – der machtfreie Raum«, Zsolnay, 1982). Bei Erreichen einer genügend hohen Gewichtung müssten diese als Konsensierungsalternativen vom Parlament mitberücksichtigt werden. Auf diesem Weg könnten auch solche Lösungen, die heute aus machtpolitischen Gründen von den Parteien nicht entwickelt werden, als Vorschläge aus der Bevölkerung eintreffen und sich mit der Zeit durchsetzen.

[16] Polen und Spanien hatten im damals geltenden Vertrag von Nizza überproportionales Gewicht zugesprochen erhalten. Vor allem Deutschland und Frankreich verlangten eine Anpassung dieses Gewichts an die tatsächlichen Verhältnisse der Bevölkerungszahlen.

[17] Falls darüber keine Einigkeit herrscht, kann die Festlegung der verfüg-

baren Pro-Stimmen durch eine »Vorkonsensierung« erfolgen. Bei dieser Vorkonsensierung ist grundsätzlich nur eine Pro-Stimme je Stimmberechtigten vorzusehen.

[18] Falls es sich um »alltägliche« Konsensierungen in wohl gesinnter Runde handelt, können diese strengen Regeln natürlich einvernehmlich gelockert werden.

[19] Falls niemand an den vorläufigen W-Stimmen Korrekturen vorgenommen hat, kann man in Schritt 14) an Stelle der W-Stimmen die Widerstandswerte der einzelnen Alternativen direkt zusammenzählen und erhält sofort den wirksamen Widerstandswert ohne die Berechnungen des Punktes 15.

[20] Der »normierte Widerstandswert« erlaubt es, Konsensierungen zu vergleichen, die mit unterschiedlichen Zahlen von Stimmberechtigten durchgeführt worden sind.

[21] Bei nicht professionell organisierten Konsensierungen müssen Sie den Konsensierungszettel eventuell selbst erstellen und/oder die entsprechenden Daten selbst eintragen.

[22] Bei nicht professionell organisierten Konsensierungen müssen Sie den Konsensierungszettel eventuell selbst erstellen und/oder die entsprechenden Daten selbst eintragen

[23] Der *wirksame Widerstandswert* berechnet sich aus der Summe der W-Stimmen des Vorschlags dividiert durch seine Pro-Stimmen.

[24] Der *normierte Widerstandswert* ist der wirksame Widerstandswert dividiert durch die Zahl aller Stimmberechtigten.

[25] Siehe Tabelle der endgültige Widerstandswerte im Kapitel „Hohes Haus«